Ellen Heidböhmer

Heilpflanze Holunder

Ellen Heidböhmer

Heilpflanze Holunder

- Überlieferte Hausmittel
- Anwendungen von A–Z
- Rezepte

HERBiG | *Hausapotheke*

Die Ratschläge in diesem Buch sind von Autorin und Verlag sorgfältig geprüft, dennoch kann keine Garantie übernommen werden. Jegliche Haftung der Autorin bzw. des Verlages und seiner Beauftragten für Gesundheitsschäden sowie Personen-, Sach- und Vermögensschäden ist ausgeschlossen.

Besuchen Sie uns im Internet unter:
http://www.herbig-verlag.de

Umschlaggestaltung: Wolfgang Heinzel unter Verwendung eines Fotos von Stockfood, München
Fotos: Bildagentur www.naturganznah.de S. 21, 24, 25, 35, 50, 145
Gartenschatz GmbH, Stuttgart, S. 10, 15, 65, 95, 112, 157, 178, 190
Claudia Sanna, München, S. 135, 180
Lektorat und Bildredaktion: Gabriele Berding
Satz: VerlagsService Dr. Helmut Neuberger & Karl Schaumann GmbH, Heimstetten
Gesetzt aus der 9,5/13,5 Utopia
Druck und Binden: Firmengruppe APPL, aprinta druck, Wemding
Printed in Germany
ISBN-13: 978-3-7766-2518-9

Inhalt

Extrateil Rezepte

Rezepte mit Holunder

Vorwort

Liebe Leserin, lieber Leser,
Sie haben dieses Buch gekauft, weil Sie sich für Holunder und seine Heilwirkungen interessieren. Vielleicht haben Sie auch schon gute Erfahrungen mit Holunder im Zusammenhang mit Fieber, Erkältungen und Husten gemacht. Wenn Sie sich jedoch die Liste der Indikationen ansehen, werden Sie erstaunt sein, wie vielfältig sich Holunder für Gesundheit und Wohlergehen einsetzen lässt. Es gibt wenige Krankheiten und Symptome, die sich mit Holunder nicht positiv beeinflussen lassen.

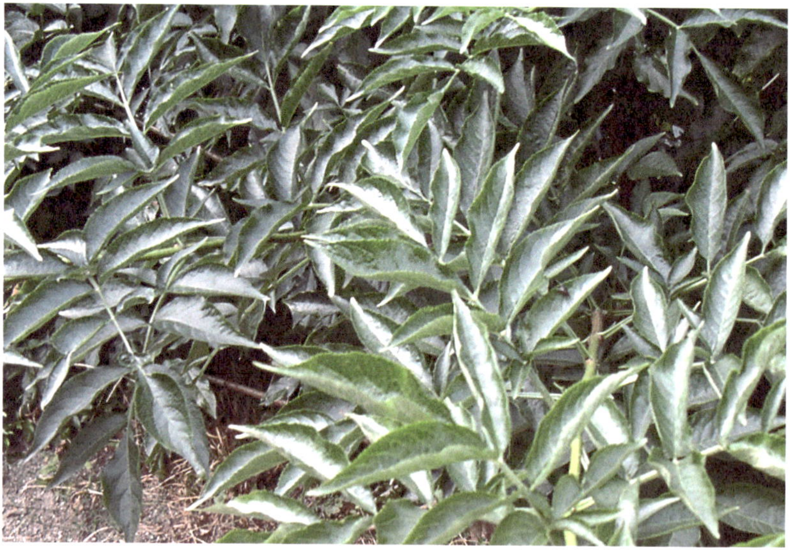

▲ *So sehen die Blätter des Schwarzen Holunder (Sambucus nigra) aus.*

Große Ärzte und Heiler aller Epochen haben auf die Wirkung von Holunderblättern, -blüten, -beeren und sogar Holunderrinde vertraut. In Ermangelung hochwirksamer Medikamente, über die wir heute verfügen, wurde Holunder auch bei schwerwiegenden und komplexen Krankheiten wie Nierenentzündungen, Lungenkrankheiten und Scharlach eingesetzt.

Selbstverständlich sollte bei ernsten Krankheiten der Weg immer direkt zum Arzt führen. Aber vielleicht beginnen Sie damit, kleinere Alltagsbeschwerden wie Kopfschmerzen, Verdauungsstörungen oder Müdigkeit mit Holunder zu behandeln. Sie werden verblüfft feststellen, wie leicht und schnell Sie sich selbst helfen können. Wenn Sie auf diese Weise vorgehen, gewinnen Sie im Umgang mit dem Holunder an Sicherheit. Sie lernen, wieder auf Ihre innere Stimme zu hören, die Ihnen sehr deutlich signalisieren kann, was gut für Sie ist und was nicht. Und nicht zuletzt erfahren Sie, auf welch wunderbare Weise die Natur uns Menschen Heilmittel zur Verfügung stellt. Wir müssen uns nur wieder darauf besinnen und lernen, sie zu nutzen.

Wenn Sie bereits erste positive Erfahrungen mit Holunder gesammelt haben, versuchen Sie es doch einmal mit einer Holunderbeersaft-Kur gegen Müdigkeit, Abgeschlagenheit und Erschöpfung (s. S. 46). Mit dieser Kur stärken Sie auch Ihr Immunsystem.

Sehr empfehlenswert ist es auch, Holunder in der Hausapotheke zu haben. Mit einer Tinktur aus Holunderblüten z.B. lassen sich kleine Abschürfungen und Schnittwunden gut behandeln. Ein zerriebenes frisches Holunderblatt hilft bei Insektenstichen. Holunderblätter wirken auch schmerzstillend bei leichtem Sonnenbrand und bei kleinen Brandwun-

den oder Verbrühungen. Und wenn Sie an akuten Zahnschmerzen leiden, aber nicht sofort zum Zahnarzt gehen können, hilft eine Spülung mit abgekühltem Holundertee.
Vielleicht genügt es Ihnen auch, Holunder für die Herstellung von Speisen und Getränken zu verwenden und auf diese Weise in den Genuss seiner Vitamine und Mineralstoffe zu kommen. Bewährte und wohltuende Rezepte finden Sie im Anhang.

Ich wünsche Ihnen viel Freude beim Lesen und beim Ausprobieren der Rezepte.

Ellen Heidböhmer

Holunder durch die Jahrtausende

Holunder in der Volksmedizin

Der griechische Arzt Hippokrates (460–377 v. Chr.) bezeichnete den Holunder als seinen Medizinschrank. In seinen Werken findet sich eine genaue botanische Beschreibung. Die medizinische Wirkung der einzelnen Pflanzenteile ist detailliert angegeben. Hippokrates empfahl den Schwarzen Holunder als Abführmittel, zur Harnausscheidung und für Frauen zur Linderung von Unterleibsbeschwerden.

Theophrastos von Eresos (371–258 v. Chr.), griechischer Naturforscher und Philosoph, macht in seinen Hauptwerken *Ursachen des Pflanzenwuchses* und *Geschichte der Pflanzen* detaillierte Aufzeichnungen über den Holunder.

Gajus Plinius der Ältere (23–79 n. Chr.), römischer Schriftsteller, widmet in seiner 37 Bände umfassenden naturwissenschaftlichen Abhandlung *Naturalis historia* allein zwölf Bände den Heilpflanzen. Er berichtet über den Holunder im Volksglauben und in der Volksheilkunde.

Pedanius Dioskurides (ca. 50 n. Chr.), Naturforscher und Militärarzt, schreibt in seiner fünfbändige Heilpflanzenlehre *Materia Medica* ausführlich über die heilende Wirkung von Holunder. Als Rezept gegen Schlangenbisse empfiehlt er einen Wein aus den Wurzeln des Holunder, bei Entzündungen einen Umschlag aus Holunderblättern.

Dioskurides und Plinius beschreiben zudem die Heilkraft von aus Holunder hergestellten Arzneien.

Im Mittelalter befasste sich die Nonne, Äbtissin und Klostergründerin Hildegard von Bingen (1098–1179) mit dem Holunder. Allerdings räumte sie mit Wunderberichten über den Holunder auf und befand, er tauge wenig zur Anwendung beim Menschen.

Der Philosoph und Theologe Thomas von Aquin (ca. 1225–1274) erwähnt in seinen *Erläuterungen zu Pseudo-Aristoteles*, einem Standardwerk der Heilpflanzenkunde, dass die Rinde des Holunderbaumes, von oben nach unten abgeschabt, ein Brechmittel und, von unten nach oben abgeschabt, ein Abführmittel ergibt.

In der Zeit der Renaissance beschäftigten sich u.a. Otto Brunfels (1489–1543), deutscher Theologe und Botaniker, Hieronymus Bock (1498–1554), deutscher Botaniker, und Leonhard Fuchs (1501–1566), pflanzenkundiger Mediziner, ausführlich mit dem Holunder. Bock schrieb z.B.: »Der Holder inn leib genüzt ist einer krefftigen außtreibenden Natur … treibt auß die Wassersucht mit gewalt … Etliche machen ein guten Essig aus Holder blüet.«

Der Arzt und Reformator Paracelsus (1493–1541) studierte den Holunder besonders im Hinblick auf seine Giftstoffe.

In den Schriften des Arztes und Botanikers Jacob Theodor (1522–1590) findet sich der Hinweis, dass der Holunder »allen Wassersüchtigen gar wol diene«, da seine Kräfte den Schleim mit Gewalt aus dem Leib trieben. Zarten Menschen empfiehlt Theodor ein »Holdermüßlein«, bestehend aus jungen Holunderschösslingen, Spinat und einer kräftigen Fleischbrühe, damit sie »gut zu Stuhle gehen können«.

1651 beschreibt der aus Deutschland stammende Mediziner Dr. Blockwich in einer Übersetzung aus dem Lateinischen verschiedene Zubereitungsarten des Holunder sowie die Heilkraft der verschiedenen Pflanzenteile. Zu jener Zeit waren schon über 70 Krankheiten bekannt, die sich mit Holunder heilen lassen.

Von August an bilden sich die saftreichen Beeren des Schwarzen Holunder. ▸

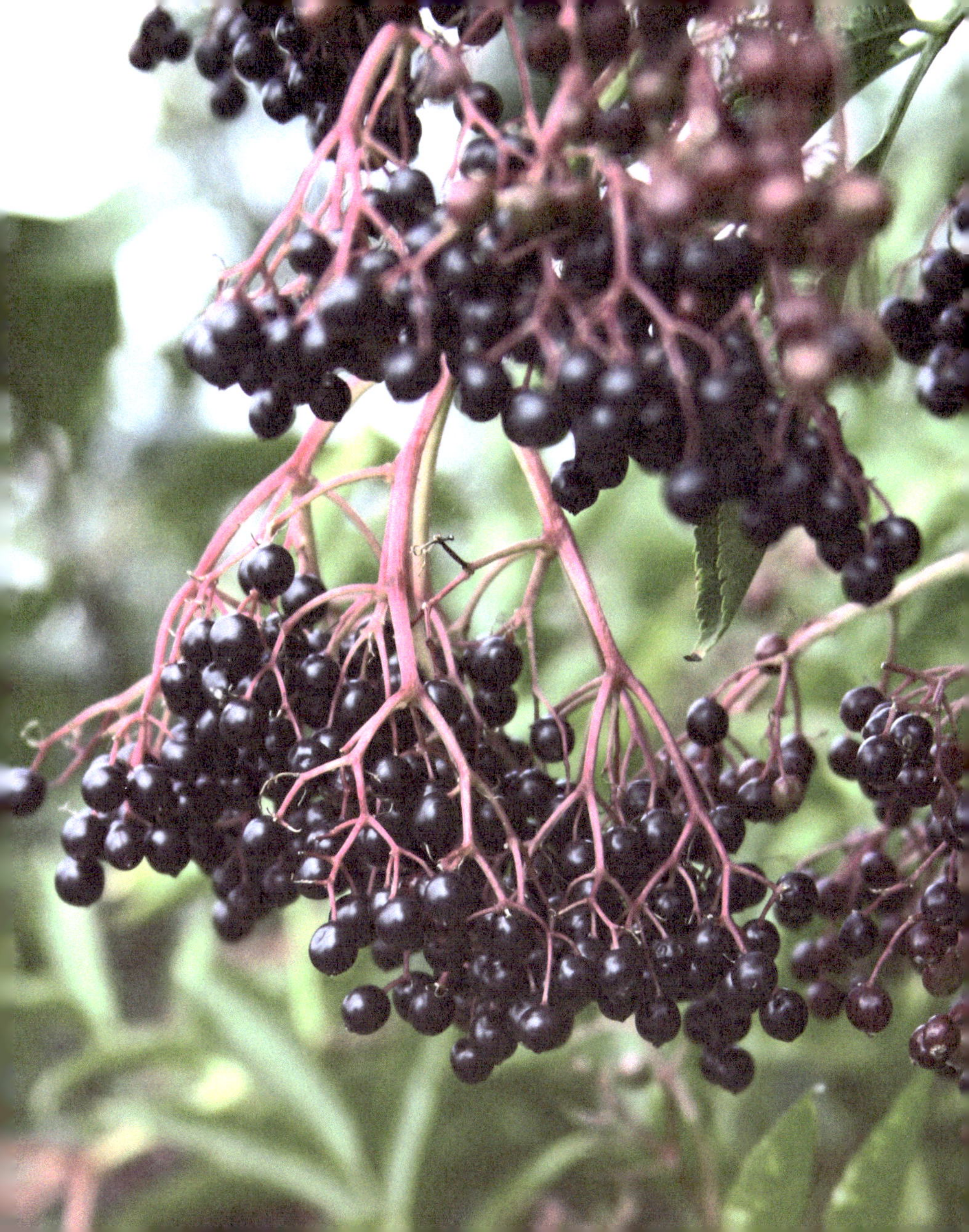

Der »Wasserdoktor« Sebastian Kneipp (1821–1897) schätzte vor allem die Holunderbeeren. Er empfahl sie für Blutreinigungskuren bei alten Menschen und verordnete diese auch regelmäßig seiner Mutter. Außerdem schätzte er einen Tee aus Holunderwurzeln, »unschätzbar für Wassersüchtige oder solche, die sich über Korpulenz zu beklagen haben«.

Der Holunder wurde als »Hausapotheke des Einödbauern« oder auch als »Herrgottsapotheke« bezeichnet. Bei Menschen, die in einfachen und abgelegenen Gegenden wohnten, erfreute er sich besonderer Wertschätzung. Sie sahen im Holunderblütentee ein gutes Heilmittel gegen eine Vielzahl von Krankheiten. Dieser Tee galt u.a. als schweißtreibend, blutreinigend, krampfstillend und Blähungen abführend.

Der Holunder wurde auch gern und häufig in der Küche verwendet. Zahlreiche alte Rezepte sind überliefert:

- Holunderbeerenkompott mit Äpfeln, eine sehr vitaminhaltige Speise, besitzt eine heilende und kräftigende Wirkung.
- Heißer Holundersaft mit Zitrone, in kleinen Schlucken so rasch wie möglich getrunken, vertreibt »innere Kälte«.
- Kinder und Erntehelfer bekamen Holunderlimonade zu trinken, die besonders gut den Durst löscht.
- In Pfannkuchenteig ausgebackene Holunderblütendolden waren und sind eine kleine Delikatesse.

Die Menschen wussten um die schweißtreibende Wirkung der Blüten bei allen Erkältungskrankheiten wie Erkältung, Grippe, Husten, Heiserkeit, Halsschmerzen und sogar bei Lungenentzündung.

Auch die beruhigende und schmerzlindernde Wirkung des Holunder bei Kopf-, Zahn- und Ohrenschmerzen wurde sehr geschätzt. Kinder mit

akuten Ohrenschmerzen z.B. bekamen ein kleines Leinensäckchen, gefüllt mit Holunderblüten, warm aufs Ohr gelegt.
Im Mittelalter wurde aus den Blüten das Holunderblütenwasser gebrannt, das bei Geschwülsten, Wassersucht (eine abnorme Ansammlung von Körperflüssigkeit, z.B. ein Ödem), Leber- und Milzleiden gute Dienste leisten, den Stoffwechsel anregen und leicht abführend wirken sollte.

Holunder – ein historischer Abriss

Der Holunder war immer schon eine der wichtigsten Heilpflanzen für den Menschen. Das Wort *Holunder* stammt von dem althochdeutschen Wort *Holunta* ab (*Holun = hohl, heilig*), eventuell auch von Holda/Frau Holle. Ganz genau lässt sich das nicht mehr rekonstruieren. *Tar* kommt von *Baum* oder *Strauch*.
Der lateinische Name des Strauchs, Sambucus, geht auf die altgriechische Sambuche zurück, ein harfenähnliches Instrument, das aus Holunderholz gefertigt wurde. Seine Zweige dienten auch zur Herstellung von Flöten.
Allein in der deutschen Sprache hat der Holunder eine Vielzahl von Namen, u.a. Alhorn, Backholder, Betschel, Eiderbaum, Elder, Ellhorn, Eller, Flieder, Fliederbeerbusch, Holder, Holderbaum, Holderbusch, Hölder, Holler, Huskolder, Keilken, Keiseken, Kelkenbusch, Kischke oder Schwarzholder.
Bereits in der Bibel finden sich zahlreiche Hinweise auf den Holunder: So war die Wiege des Jesuskindes angeblich aus Holunderholz gefertigt. Die Heilige Familie hat auf der Flucht nach Ägypten unter einem Holunderbaum gerastet. Das Kreuz Christi war aus Holunderholz. Judas hat sich an einem Holunderbaum erhängt.

Den Kelten galt der Holunder als heiliger Baum. Er verkörperte die Unendlichkeit des Lebens: Im Winter war der Baum tot, im Frühjahr erwachte er zu neuem Leben. Im druidischen Baumkalender ist der Holunder der 13. und letzte Jahresbaum. Er schließt das Jahr ab und steht für Tod und Wiedergeburt.

Die Germanen verehrten den Holunder und opferten ihm Brot, Milch und Bier.

Die Namensähnlichkeit von Holda, der Muttergöttin aus der germanischen Mythologie, mit ihrem Lieblingsbaum Holunder ist nicht zufällig. Der Name Holda (auch Holla oder Hohe, in Grimms Märchen: Frau Holle) bedeutet *die Strahlende*. Holda wurde als Hausgöttin verehrt. Man brachte ihr Opfergaben zum Holunderbusch. Holda war die Schutzpatronin für Menschen und Pflanzen, freundlich und milde, hilfsbereit, eine weise Frau, den Menschen sehr zugetan. Sie vermochte die Menschen von Krankheiten zu heilen. In ihr verkörperten sich die Güte von Mutter Erde und das Strahlen des Himmelslichts gleichermaßen.

Auch Freya, die germanische Göttin der Liebe und der Fruchtbarkeit, soll eine besondere Beziehung zum Holunderbusch haben und in dem Strauch wohnen.

Interessant ist in diesem Zusammenhang, dass der Holunder eigentlich nicht besonders schön ist. Er hat krumme Äste, die immer ein wenig morsch aussehen, und eine hässliche Rinde. Im Winter wirkt er unscheinbar und in sich zusammengefallen. Erst im Frühjahr versteht man, warum die Göttin des Hauses und die Göttin der Liebe ihm so verbunden sind: Der Anblick der weißen Blüten, die aus dem grünen Blättermeer herausleuchten, ist wunderschön.

Solange die Menschen an Frau Holle glaubten, war es bei Strafe verboten, einen Holunderbusch zu fällen oder zu beschädigen. Krankheit und Tod, so hieß es, seien die Folgen.
Aus dem 17. und 18. Jahrhundert ist überliefert, dass die Menschen den Holunder um Verzeihung baten, wenn sie ihn fällen mussten. Ein schlesischer Brauch besagt: »Bevor man etwas Holz vom Holunderbusch abbricht, muss man die Hände falten, niederknien und den Strauch um Vergebung bitten mit den Worten: Frau Elhorn, gib mir was von deinem Holze, dann will ich dir von meinem auch was geben, wenn es wächst im Walde.«
Es war nur Witwen und Waisenkindern erlaubt, einen Holunderstrauch zu fällen.
Dem Holunderbusch wird übrigens eine besondere Verbindung zu Kindern nachgesagt. Das zeigt sich in zahlreichen Reimen, von denen der bekannteste sicher dieser ist: »Ringel, ringel Reihe, sind der Kinder dreie, sitzen unterm Holderbusch, rufen alle husch, husch, husch.«
Im Zuge der Christianisierung wurde der heilige Sankt Nikolaus an die Stelle von Frau Holle gesetzt. Der Holunderzweig, den er in der Hand hielt – ein Symbol für Fruchtbarkeit –, verwandelte sich in eine Rute.
Bei den slawischen Ureinwohnern gab es den Brauch, dem Holunder Speisen und Getränke zu opfern, um Puschkaitis, den Erdengott, der unter dem Strauch lebte, gnädig zu stimmen.
Auch bei den australischen Aboriginees, vielen Indianerstämmen in Nord-, Mittel- und Südamerika sowie bei den Nomaden in Zentralasien wurde der Holunder als Heilpflanze geschätzt. Die Indianer z.B. verwendeten seine Rinde für Umschläge, um das Gift aus einer Wunde zu ziehen.
In der Antike war der Holunder bekannt und beliebt. In römischen Kel-

teranlagen z.B. wurden Holunderrückstände gefunden. In Rom verwendete man den Holunder als Lebensmittel, Heilpflanze und Farbstoff: Die reichen Römerinnen färbten ihre Haare mit Holunder. Die Ägypter hielten sich mit Hilfe des Holunder Insekten vom Leib.

Zahlreiche Ärzte und Heilkundige wie Hippokrates, Paracelsus und Hildegard von Bingen haben sich ausgiebig mit dem Holunder beschäftigt (s. auch »Holunder in der Volksmedizin«, S. 13)

Heute gilt der Holunder nach wie vor als *das* Naturheilmittel gegen Erkältungssymptome. Besonders erwähnt sei hier das homöopathische Mittel Sambucus nigra als Schnupfenmittel für Säuglinge.

Das Bundesgesundheitsamt bestätigt die Wirkung der Holunderblüten bei fieberhaften Erkältungskrankheiten.

1998 wurde der Holunder in Österreich zur Heilpflanze des Jahres gewählt.

Holunder wird auch in der Tierheilkunde angewendet. Bauern legen dem Vieh bei Blähungen häufig ein Stück Holunderholz ins Maul. Wenn das Tier daraufbeißt, werden Stoffe frei, die das Abklingen der Beschwerden fördern.

Weitere Anwendungen des Holunder in der Tierheilkunde beschreibt die Seite *www.naturdetektive.de* des Bundesamtes für Naturschutz (BfN).

Holunder-Steckbrief

Botanische Informationen

Für alle, die es ganz genau wissen wollen:
Der lateinische Name des Holunder lautet Sambucus nigra. Er gehört zur Familie der Geißblattgewächse (Caprifoliaceae), zur Ordnung der Kardenartigen (Dipsacales), zur Unterklasse der Asternähnlichen (Asteridae) und zur Klasse der Dreifurchenpollen-Zweikeimblättrigen (Rosopsida). Außer dem am weitesten verbreiteten und bekanntesten Schwarzen Holunder gibt es noch über 20 weitere Holunderarten.
Der Holunder ist in ganz Europa, in Vorderasien und in Nordafrika verbreitet. In England z.B. kennt man ihn als Elder, in Italien als Sambuco, in Dänemark als Hyld, in Schweden als Fläder und in Russland als Buzina tschornaja.

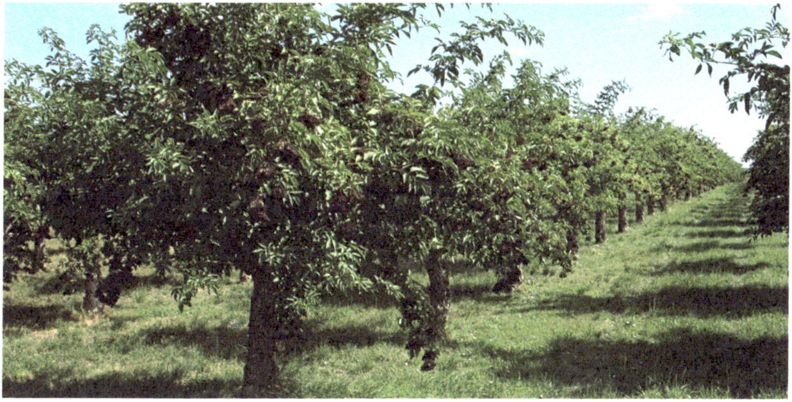

▲ *Man findet Holunder sogar im feldmäßigen Anbau.*

Der Holunder wächst als Busch/Strauch oder kleiner Baum, wird bis zu 9 m hoch und bis zu 80 Jahre alt. Typischerweise verzweigt er sich niedrig über dem Boden, hat eine buschig wirkende, fast kugelartige Form und wächst sehr schnell. Seine Wurzeln sind stark ausschlagfähig, treiben immer wieder, selbst nach mehrfacher Abholzung.
Der Holunder hat buschige Äste und zunächst grüne, dann grüngraue bis aschgraue Zweige, die lang und wenig verästelt sind.
Die Rinde ist hellbeige bis grau und mit Lentizellen, kleinen noppenähnlichen Punkten, übersät, aus denen ab Februar meistens fünfzählige Blätter wachsen. Sie sind länglich bis oval, unpaarig gefiedert, stehen gegenständig und sind scharf gesägt. Ihre Oberfläche ist dunkelgrün glänzend, die Unterseite hellgrün.
Die Stängelansätze sind hohl, enthalten aber weiches, weißes Mark und geben süßen Honigseim ab. Die im Juni erscheinenden Blüten, fünfstrahlige tellerförmige Trugdolden, sind gelblich weiß und angenehm duftend. Sie bestehen aus ca. 100 einzelnen winzigen Blüten, produzieren keinen Nektar und sind reich an Pollen. Am Strauch duften sie intensiv und angenehm süß, während des Trocknens jedoch sehr streng.
Von August an bilden sich daraus saftreiche Beeren, die erst grün, dann bräunlich rot und schließlich violettschwarz sind. Sie hängen an dunkelroten Stielen, enthalten jeweils drei winzige Steinkerne und ihr Saft ist rot bis schwarzrot.
Das Holz des Holunder enthält weißes, schwammiges Mark. Es ist zunächst weich, bleibt länger als bei vielen anderen Holzarten elastisch, härtet aber beim Trocknen ungewöhnlich stark aus und zählt daher zum Hartholz.
Der Holunder bevorzugt humusreiche, stickstoffreiche und nicht zu tro-

ckene Böden, in sandigen Böden gedeiht er auch. Der beste Standort ist sonnig bis halbschattig. Länger anhaltende Trockenheit vermindert die Ernte. Holunder soll förderlich für das Wachstum der Nachbarpflanzen sein. Weil er einen positiven Einfluss auf die Zersetzung organischer Stoffe im Boden hat, steht er am besten in der Nähe des Komposthaufens.
Holunder ist keine typische Pflanze für den Garten. Man findet ihn schon einmal in breiteren Hecken, naturnahen Pflanzungen oder als Busch in der Unterpflanzung größerer Gehölze, er wächst jedoch eher an Wegrändern, in Hofanlagen oder sonstigen Unterpflanzungen, auch an Flussauen, Waldrändern, an Seeufern, auf Wiesen.
Seine enorme Anpassungsfähigkeit zeigt sich daran, dass er sogar auf Schutthalden wächst. Er ist ein außergewöhnlich anspruchsloses Gewächs, immun gegen Säure und Rußniederschlag und kann zur Luftverbesserung in Industriegebieten dienen. In Kriegszeiten überlebt er sogar unter Schutt und Asche. Zahlreichen Tierarten bietet er Schutz und Nahrung.
In der Phänologie (Wissenschaft der jahreszeitlich bedingten Erscheinungsformen von Pflanzen und Tieren) kündigt der Blühbeginn des Holunder den Frühsommer an.

Sorten

In Deutschland bekannte Holundersorten sind:

- *Roter Holunder (Sambucus racemosa L.)*

Neben dem Schwarzen Holunder die in Deutschland am häufigsten vorkommende Art. Bekannt auch als Berg-, Hirsch-, Korallen-, Trauben- oder Waldholunder, als Wandelbaum, Refken oder Schaloster. Er ist kleiner und

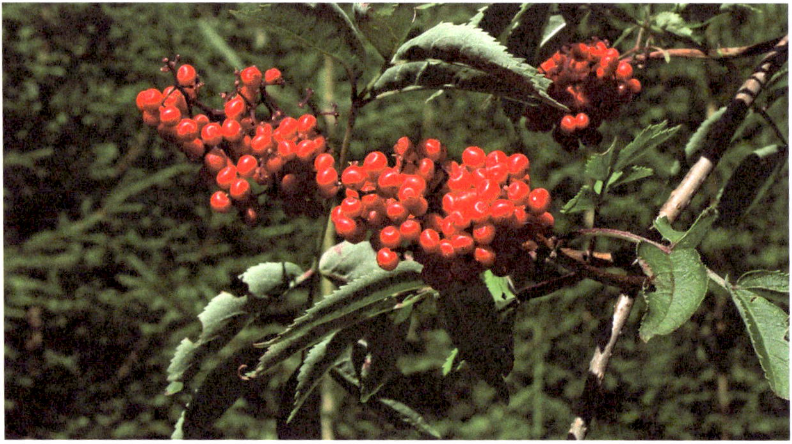

zierlicher als der Schwarze Holunder und wächst in unberührter Natur, fernab von menschlicher Besiedlung.
Er wird nur bis zu 4 m hoch. Man findet ihn vor allem in Waldlichtungen, auf nährstoffreichen, kalkarmen Böden, in Mittelgebirgs- und Berglagen. Wie der Schwarze Holunder hat auch er keine Krone, sondern lange Einzeltriebe mit wenigen Verzweigungen. Auf den ersten Blick ähneln seine Blätter und Blüten denen des Schwarzen Holunder, die Blüten sind jedoch nicht so weiß, sondern eher gelbgrün, die Beeren rot und ungenießbar, mit gelbbraunen Samen. Das Mark des roten Holunder ist nicht weiß, sondern gelbbraun.
Die Blätter sind zu je fünf Fiederblättchen geordnet und stehen gegenständig. Die Unterseiten sind dunkler als beim Schwarzen Holunder, die Rispe fingerlang und eiförmig, die Früchte leuchten auffällig korallenrot.

▲ *Beeren des roten Holunder (Sambucus racemosa L.)*

Vorsicht: Die Früchte des Roten Holunder enthalten Sambunigrin, Gerbstoffe und Saponine. Das Samenkernöl enthält einen unbekannten harzartigen Giftstoff.

- *Zwergholunder (Sambucus ebulus L.)*

Auch bekannt als Attich oder Stinkholunder, Eppich oder Ackerholler. Der Zwergholunder ist kein Holzgewächs, sondern eine sogenannte krautige Staude. Er wächst an Waldrändern, Böschungen und auf Schuttplätzen und wird bis zu 2 m hoch, ist also deutlich kleiner als der Rote und der Schwarze Holunder.
Er wird zur Befestigung von Dünen oder als Zier- und Gartenpflanze eingesetzt. Seine weißen oder rosafarbenen Blüten riechen nach bitteren Mandeln. Seine Blüten formen abgeflachte Schirmrispen, die im Gegensatz zum Schwarzen Holunder auch dann aufrecht bleiben, wenn sie Früchte tragen.
Die Blätter sind deutlich schmaler und spitzer als beim Schwarzen Holunder. Die ungenießbaren schwarzen Beeren sind etwas größer als die des Schwarzen Holunder.
Vorsicht: Die Beeren des Zwergholunder dürfen auf keinen Fall verzehrt werden. Schwere Vergiftungen, die bis zum Tod führen können, sind die Folge.

- *Kanadischer Holunder (Sambucus canadensis)*

Kommt ursprünglich aus Nordamerika, wo er entlang der Zäune wächst oder Bestandteil einer Hecke ist. In Deutschland ist er beliebt als Zierstrauch. Er wird 2–3 m hoch, hat hängende Äste, extrem große Blüten-

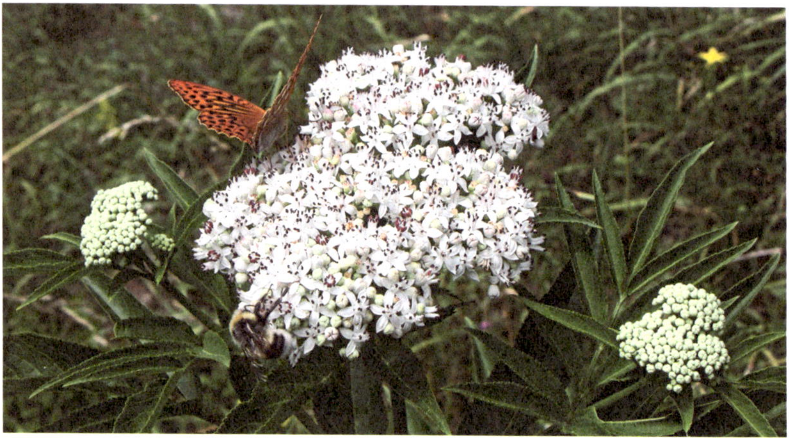

dolden und drei- bis fünfjochig gefiederte, spitz zulaufende Blätter. Man findet ihn in Höhenlagen bis 1500 m, an Waldrändern, Rainen, Bachufern und Auen.

Ernte, Verarbeitung, Aufbewahrung

Für die einzelnen Pflanzenteile des Holunder gibt es verschiedene Erntezeiten:
Holunderblätter: Mai bis Juni,
Holunderblüten: Juni bis Juli,
Holunderbeeren: September bis Oktober,
Rinde: Februar bis März und Oktober bis November.

Achtung: Die Fruchtdolden reifen nicht gleichzeitig!

▲ *Die Blüten des Zwergholunder (Sambucus ebulus L.)*

Die Blätter trocknet man am besten an einem schattigen, luftigen Platz.
Bei der Holunderblütenernte werden die Blütenstände geschnitten, zu Sträußen zusammengefasst und möglichst rasch, aber schonend getrocknet, damit die Wirkstoffe erhalten bleiben.
Blütendolden erreichen eine Dessertteller-Größe und haben die Form eines kleinen flachen Schirms. Erst im Juni öffnen sie sich vollständig, d.h. auch später Frost kann ihnen nichts anhaben.
Holunderblüten müssen sehr sorgfältig behandelt werden. Schneiden Sie sie nur bei trockenem Wetter und erst, wenn der Morgentau abgetrocknet ist. Vor dem Trocknen nicht waschen. Entfernen Sie lediglich kranke oder beschädigte Blüten.
Trocknen Sie die Blüten im Schatten, in einem warmen, luftigen Zimmer oder auf dem Dachboden. Am besten legen Sie die Blüten auf ein Baumwolltuch oder hängen Sie als Sträußchen auf.
Sie können auch den Backofen zum Trocknen verwenden. Lassen Sie die Backofentür offen. Die Temperatur darf nicht über 40 °C steigen.
Für die Beerenernte schneiden Sie am besten mit einer Gartenschere die Beerendolden ein kleines Stück vor der ersten Verzweigung ab und lassen Sie den eigentlichen Stiel am Strauch. Die reifen Beeren müssen nach der Ernte ebenfalls möglichst rasch getrocknet werden, da sie leicht schimmeln.

Achtung: Haut und Kleidung schützen! Der Beerensaft hinterlässt schwarze Flecken, die sich nur schwer entfernen lassen.

Die Inhaltsstoffe des Holunder und ihre Wirkung

Auf der Seite *www.naturdetektive.de* des Bundesamtes für Naturschutz (BfN) findet sich eine Reihe interessanter Fakten zu den Inhaltsstoffen des Schwarzen Holunder:

Der Gesamtstickstoffgehalt von Holundersaft ist doppelt so hoch wie der von Traubensaft.

Der Anteil an Mineralstoffen ist im Vergleich zu anderen Fruchtsäften recht hoch, das gilt u.a. für Kalium und Phosphor.

1 Liter Saft enthält rund 20 g Eiweiß.

An Zuckern sind Traubenzucker und Fruchtzucker, beide für die Ernährung sehr wichtig, enthalten.

Der Säuregehalt liegt bei 10 g pro Liter Saft (zum Vergleich: 1 Liter Apfelsaft enthält 7,8 g Säure). Der hohe Säuregehalt sorgt für eine lange Haltbarkeit des Saftes.

Besonders hervorzuheben ist der hohe Gehalt an Vitamin C: 1 Liter Holundersaft enthält 260 mg!

Sehr hoch ist auch der Eisengehalt mit 14 mg pro Liter Saft.

In 1 Liter Holundersaft sind zudem etwa 5–8 g freie Aminosäuren enthalten, die als wichtige Grundbausteine für Eiweiße in unserer Nahrung nicht fehlen sollten. Davon können ca. 50–60% vom Körper nicht selbst hergestellt werden, müssen also durch die Nahrung aufgenommen werden. Nur Hagebutten und Maracujas enthalten noch mehr freie Aminosäuren. Holunder besitzt eine Vielzahl an flüchtigen Aromastoffen, die den strengen Geruch und Geschmack bewirken.

Hier eine Übersicht über die Wirkung der einzelnen Pflanzenteile:

Die Beeren wirken

- abführend,
- allgemein stärkend,
- appetitanregend,
- beruhigend,
- positiv auf die Zellatmung,
- harntreibend,
- hustenstillend,
- immunstärkend,
- nervenstärkend,
- schmerzlindernd,
- schützend und stärkend für die Schleimhäute der Atemwege,
- schweißtreibend,
- als Radikalenfänger, d.h. sie reduzieren die schädlichen Auswirkungen von UV-Strahlen und Umweltgiften auf die Haut,
- verdauungsfördernd,
- virenfeindlich und virenreduzierend,
- gegen Blähungen und Sodbrennen.

Die Inhaltsstoffe der Beeren im Überblick:

- Aminosäuren, hoher Gehalt an freien
- Aromastoffe
- Ätherische Öle
- Glukose, Fruktose, Saccharose
- Methyl- und Ethylester höherer Fettsäuren

- Mineralstoffe: Kalium, Kalzium, Magnesium, Natrium, Phosphor
- Rutin, Isoquercitrin, Sambucin
- Säuren: Apfel-, Baldrian-, Essig-, Gerb-, Isozitronen-, Wein- und Zitronensäure
- Vitamin A
- Vitamin-B-Komplex
- Vitamin C
- Vitamin J (C2)

Der Mineralstoffgehalt der Beeren ist abhängig von der Bodenbeschaffenheit des Standortes. Die Beerensamen enthalten Folsäure, Holocalin, Prunasin, Sambunigrin, die Vitamine B2 und C sowie Zierin und Zucker.

Die Blätter wirken

- abschwellend,
- Ausscheidungen fördernd,
- beruhigend,
- die Zuckerverwertung fördernd (bei Diabetes),
- blutdrucksenkend,
- durchblutungsfördernd,
- entwässernd,
- entzündungshemmend,
- eine positive Eiterung fördernd,
- gefäßstärkend,
- harntreibend,
- Hustenreiz lindernd,
- immunstärkend,

- Juckreiz lindernd,
- krampflösend,
- reinigend,
- schleimlösend,
- schweißtreibend,
- stoffwechselanregend.

Äußerlich angewandt wirken die Blätter glättend auf die Haut und wundheilend.

Die Inhaltsstoffe der Blätter im Überblick:

- Ätherische Öle
- Alkane
- Bitterstoffe

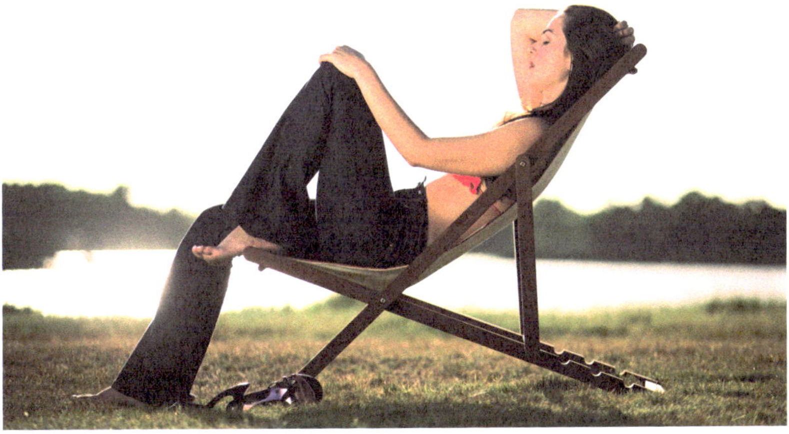

▲ *Ruhe und Entspannung sind wichtig. Holunderblätter wirken u.a. beruhigend und blutdrucksenkend.*

- Flavonoide (Quercetin, Rutosid)
- Gerbstoffe, Harz
- Lektine
- Provitamin A
- Sambucin
- Sambunigrin
- Sterole
- Triterpene
- Vitamin C (bis zur Blütezeit, danach nimmt der Gehalt rasch ab)

Die Blüten wirken

- Auswurf lösend,
- immunstärkend,
- harntreibend,
- Katarrhe lösend,
- kräftigend auf die Kapillaren (= winzige Blutgefäße, die Arterien und Venen miteinander verbinden),
- Kreislauf stabilisierend,
- kühlend,
- reinigend,
- schmerzlindernd,
- schützend und stärkend für die Schleimhäute der Atemwege,
- schweißtreibend,
- sekretsteigernd,
- als Radikalenfänger, d.h. sie reduzieren die schädlichen Auswirkungen von UV-Strahlen und Umweltgiften auf die Haut,

- stoffwechselanregend,
- verdauungsfördernd,
- virenfeindlich und virenreduzierend.

Außerdem helfen sie gegen Blutandrang, lindern Kopfschmerzen und bewirken eine bessere Zuckerverwertung (bei Diabetes).

Auf die Haut aufgetragen wirken die Blüten entzündungshemmend.

Die Inhaltsstoffe der Blüten im Überblick:

- Ätherische Öle
- Cholin (vermindert Fettablagerung im Körper und senkt den Blutdruck. Künstlich hergestellt ist es Bestandteil von Medikamenten gegen Leber- und Krebsleiden)
- Flavonoide
- Flavonole (Kaempferol, Quercetin)
- Flavonolglykoside (Rutin, Isoquercitrin, Hyperosid, Astragalin, Nicotiflorin
- n-Alkane
- Kaffeesäure
- Mineralstoffe
- Phenolcarbonsäuren (p-Cumarsäure, Kaffeesäure, Ferulasäure)
- Sambunigrin (ein Blausäure-Glykosid)
- Schleim- und Gerbstoffe
- Sterole
- Triterpene

Die Rinde wirkt

- Brechreiz auslösend,
- harntreibend,
- schmerzlindernd,
- stark abführend.

Äußerlich angewandt wirkt sie glättend auf die Haut.

Achtung: Holunderrinde in hohen Dosierungen und während der Schwangerschaft vermeiden!

Die Inhaltsstoffe der Rinde im Überblick:

- Ätherische Öle
- Bitterstoffe
- Gerbstoffe
- Harze
- Phythämagglutinine
- Sambucin
- Saponin
- Triterpene

Im Schwarzen Holunder enthaltene Vitamine und Mineralstoffe:

A-Retinol

Genauer: Provitamin A (Beta-Karotin). Pflanzen enthalten nur diese Vorstufe von Vitamin A. Sie entwickelt sich im Körper erst bei Bedarf zum Vitamin.

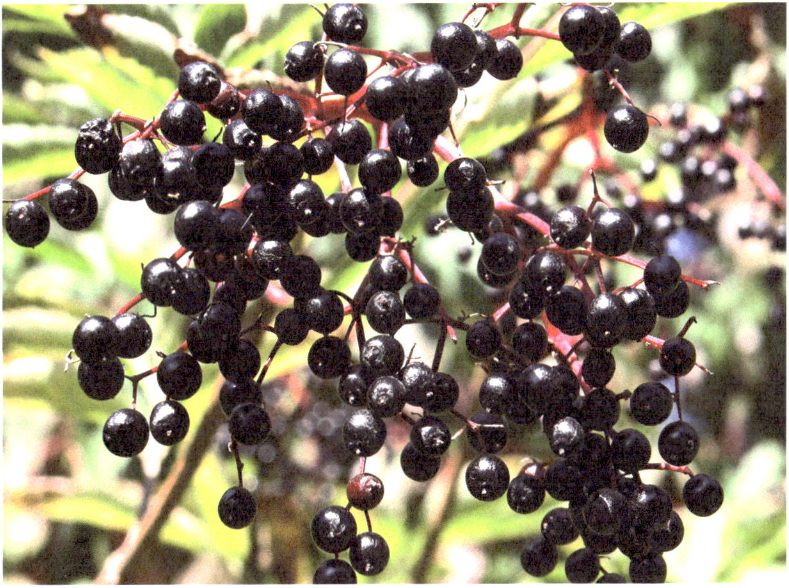

Vitamin A
ist verantwortlich für

- die Aufrechterhaltung des Immunsystems,
- die Blasenfunktion,
- die Förderung der Wundheilung,
- das Hell-Dunkel-Sehen der Augen (Anpassung),
- das Knochenwachstum,
- die Lichtempfindlichkeit der Augennetzhaut,
- den Schutz der Schleimhäute.

▲ *Holunder hat viele Vitamine und Mineralstoffe.*

Außerdem wirkt es

- antioxidativ (hemmende Wirkung auf Tumorbildung) und
- regenerierend bei Leberschäden, die durch Alkohol- oder Medikamentenmissbrauch entstanden sind.

Ein Mangel an Vitamin A ist oft verantwortlich für Nachtblindheit.
Wer viel am Bildschirmarbeit arbeitet, sollte ebenfalls besonders auf die Vitamin-A-Zufuhr achten!

Vitamin B_1 – Thiamin

- Unentbehrlich für den Körper, besonders für die Funktion des Nervensystems. Ohne Vitamin-B_1-Zufuhr von außen sind die Reserven des Körpers bereits nach zwei Wochen erschöpft. Ein Mangel wirkt sich vor allem auf alle Gehirn- und Nervenfunktionen aus.
- Wird vom Körper benötigt für die Umwandlung von Kohlenhydraten in Fette.

Ein Vitamin-B_1-Mangel entsteht u.a. durch Diäten, Alkoholmissbrauch, Hochleistungssport und in der Schwangerschaft.

Vitamin B_2 – Riboflavin

- Ist wichtig für das Sehen in der Dämmerung,
- wird benötigt für die Schleimhäute, besonders in Nase, Mund, Rachen und im Magen-Darm-Trakt,
- wirkt vorbeugend gegen grauen Star.

Bei einem Mangel kommt es zu Wachstumsschwäche/-verzögerung bei Kindern/Jugendlichen, Nagelveränderungen und zum Schwund der Rachenschleimhaut.

Vitamin B_3 – Niacin (Nikotinsäure)

- Fördert die Durchblutung,
- ist mitverantwortlich für die Pigment- und Kollagenbildung der Haut,
- ist von entscheidender Bedeutung für den Stoffwechsel der Kohlenhydrate, Eiweiße und Fette,
- reguliert die Hautfeuchtigkeit.

Bei einem Mangel kommt es zu Störungen des Verdauungsprozesses und zu Störungen des Zentralnervensystems in Form von Depressionen, Demenz, Halluzinationen etc.

Vitamin C (Ascorbinsäure)

- Fördert die Wundheilung,
- ist entscheidend beteiligt an Aufbau und Erhalt von Haut, Knochen und Zähnen und an der Blutbildung (durch Verbesserung der Eisenaufnahme im Darm),
- kann Arthritis und Arthrose positiv beeinflussen.

Kalium

Wird benötigt für

- die Aufrechterhaltung des osmotischen Drucks in den Zellen,
- die Ausschüttung von Hormonen,
- die Freisetzung der Magensäure,
- die Herstellung von körpereigenem Eiweiß,
- die Regulierung des Wasserhaushaltes,
- die Sicherung der normalen Reizbarkeit von Muskeln und Nerven.

Außerdem

- ist es wichtig für den Aufbau energiereicher Phosphatverbindungen,
- steigert es die Aktivität einiger Enzyme und
- fördert den Abbau von Stärke (Glykolyse) und den Abbau von Fett (Lipolyse) sowie die Gewebeatmung.

Kalzium

- Begünstigt den Teilungsvorgang der Zellen,
- dient als Bindemittel für den Eiweißaufbau in den Zellen,
- gibt den elastischen Fasern die Fähigkeit, sich zu dehnen und wieder zusammenzuziehen,
- ist Hauptbestandteil der Knochen sowie wichtiger Bestandteil des Zahnschmelzes und der Knochenhüllen,
- wirkt blutbildend.

Magnesium

- Regelt Herztätigkeit, Atmung, Verdauung und Blutdruck,
- reguliert den Fettstoffwechsel des Organismus,
- steuert das vegetative Nervensystem.

Natrium

- Ist entscheidend für die Aufrechterhaltung des normalen Säure-Basen-Gleichgewichts der Körperflüssigkeiten,
- ist zusammen mit Kalium phosphoricum an der Neubildung der roten Blutkörperchen beteiligt,
- wird benötigt zum Ausscheiden von Fremdstoffen und metallischen Giften,

- wird zusammen mit Kalzium phosphoricum zur Bildung neuer Zellen benötigt.

Phosphor

- Ist lebensnotwenig für alle Lebewesen,
- spielt beim Aufbau und bei der Funktion des Organismus und der DNA eine wichtige Rolle.

100 g Holunder enthalten:

Energie	50/210	kcal/kJ
Wasser	80,0	%
Eiweiß	2,5	%
Kohlenhydrate	9,1	%
Rohfaser	6,8	%
Gesamtsäure	0,9	%
Mineralstoffe	0,7	%
Vitamin C	20,0	mg
Vitamin B1	0,07	mg
Vitamin B2	0,08	mg
Vitamin B3	1,5	mg
Vitamin B6	0,25	mg
Kalium	305	mg
Phosphor	57	mg
Kalzium	35	mg
Natrium	1	mg

Außerdem enthält der Schwarze Holunder die Spurenelemente Eisen, Kupfer, Mangan und Zink. Spurenelemente gehören zu den Mineralstoffen, sind aber nur in kleinsten Mengen im Körper vorhanden. Eisen, Kupfer, Mangan und Zink sind lebensnotwendig für den Körper und müssen über die Nahrung zugeführt werden.

Wissenswertes zur Verwendung von Holunder als Heilmittel

Der Holunder ist einer der wichtigsten Heilsträucher in der Geschichte. Schon darunter zu schlafen soll außerordentlich heilsam sein. Es heißt, dass der Strauch dem Körper auch Kraft entzieht, was wiederum der Bildung von Krebsgeschwüren entgegenwirken soll.
Aus den einzelnen Bestandteilen des Holunder lassen sich leicht Heilmittel selbst herstellen.

Dosierung und Anwendung

Nebenwirkungen und Gegenanzeigen sind nicht bekannt, wenn die Blüten in der angegebenen Dosierung verwendet werden.
Vorsichtig sollte man dagegen Blätter und Rinde verwenden. Sie können Magen- und Darmreizungen auslösen. Fragen Sie im Zweifel einen Heilkundigen.
Für die Beeren gilt: Grundsätzlich nicht roh verzehren! Ungekocht sind sie giftig und können Magen-Darm-Beschwerden sowie Erbrechen auslösen. Erhitzen Sie die Beeren auf mindestens 80 °C, bevor Sie sie weiterverarbeiten.
Der Saft ist in gekochtem Zustand sehr empfehlenswert, kann aber in großen Mengen Übelkeit, Erbrechen und Durchfall hervorrufen.

Diese Heilmittel können Sie aus den *Beeren* herstellen:

Holunderbeersaft 1

2 kg Holunderbeeren	3/4 l Wasser
1 St. Zitronenschale, unbehandelt	200 g Zucker

Die Holunderbeeren und die Zitronenschale in einen Topf geben und mit dem Wasser begießen. Im geschlossenen Topf erhitzen und so lange kochen, bis die Beeren geplatzt sind, danach eine halbe Stunde stehen lassen.

Ein Sieb mit einem Mulltuch auslegen und auf eine Schüssel stellen. Holunderbeeren einfüllen und abtropfen lassen.

Den Saft mit dem Zucker erhitzen und 2–3 Minuten kochen lassen. Heiß in saubere, vorgewärmte (sonst Platzgefahr!) Flaschen füllen, sofort verschließen.

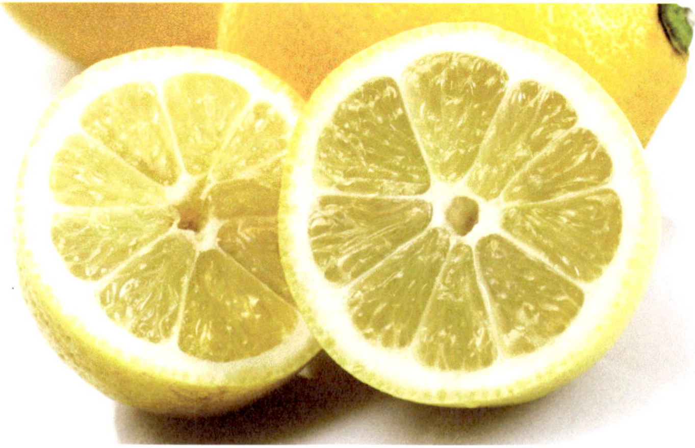

▲ *Zu Holunderbeersaft passt das Aroma von Zitronen besonders gut.*

Holunderbeersaft 2

1 kg reife Holunderbeeren
1/2 l Wasser
Saft einer Zitrone
300 g Zucker
1/2 Vanillestange

Die Holunderbeeren waschen und in einen Topf geben. Mit dem Wasser begießen. Dann den Zitronensaft, den Zucker und die halbe Vanillestange dazugeben. 20 Minuten lang kochen lassen. Anschließend abseihen, nochmals aufkochen und in vorgewärmte saubere Flaschen abfüllen.
Diesen Saft kann man im Sommer kalt trinken, dann wirkt er durstlöschend und erfrischend. Im Winter wird er heiß getrunken und wärmt dann »von innen«.
Wer geistig viel arbeitet oder viel Zeit vor dem Computer verbringt, sollte jeden Tag ein Glas trinken.

Holunderbeertee

10 g Holunderbeeren
150 ml kaltes Wasser

Die Holunderbeeren mit dem Wasser aufgießen. Diese Mischung einige Minuten stehen lassen und dann zum Kochen bringen. Den Tee ca. 1 Minute sprudelnd kochen lassen. Anschließend noch 10 Minuten ziehen lassen, dann abseihen.
Holunderbeertee wirkt lindernd bei fieberhaften Erkältungen. Außerdem ist er ein sanftes Mittel zum Wasserausschwemmen.

Holundermus 1

2 EL frische Butter
2 EL Mehl
200 g Sahne
500 g reife Holunderbeeren, gewaschen

Butter schmelzen, das Mehl beigeben und mit dem Schneebesen gut verrühren.
Die Sahne beigeben und gut rühren. Sobald die Masse homogen ist, die Beeren beigeben und mindestens 5 Minuten köcheln lassen.

Holundermus 2

400 g reife Holunderbeeren, gewaschen
1/4 l Wasser
400 g Zucker

Die Holunderbeeren mit dem Wasser aufkochen, 5–10 Minuten köcheln lassen, dann durch ein Sieb in einen Topf schütten. So lange köcheln lassen, bis das restliche Wasser verdunstet ist. Dann den Zucker zugeben, nochmals gut durchkochen, unter ständigem Rühren in vorgewärmte Gläser füllen.
Holundermus wirkt wohltuend, heilend und kräftigend bei Erkältungen, Erschöpfung und Anfälligkeit für Infekte. Es lindert Halsschmerzen, wenn es langsam geschluckt wird. Empfohlene Dosierung: 2–3 TL pro Tag.

Holunder-Muttersaft

500 g vollreife Holunderbeeren, gewaschen, entstielt
500 g Zucker

Am einfachsten ist die Herstellung mit dem Dampfentsafter: Die Beeren mit Stielen in den Korbeinsatz des Entsafters geben. Den Zucker darüber streuen und das Gerät einschalten. Den Saft sofort in saubere Flaschen füllen und diese luftdicht verschließen.

Der besondere Tipp:
Aus Holunder-Muttersaft lässt sich Holunder-Honig-Sirup herstellen, der wunderbar wirkt gegen Husten und Heiserkeit. Mischen Sie dazu Muttersaft und Honig im Verhältnis 2:3 und kochen Sie das Ganze auf kleiner Flamme, bis eine dickliche Masse entsteht. Füllen Sie den fertigen Sirup in eine dunkle Flasche, die Sie luftdicht verschließen. Die angebrochene Flasche gehört in den Kühlschrank.
Empfohlene Dosierung: Alle 2–3 Stunden 1 TL Sirup im Mund hin und her bewegen, dann langsam schlucken.

Diese Heilmittel können Sie aus den *Blättern* herstellen:

Holunderblätter-Abkochung

1–2 TL getrocknete, zerriebene Holunderblätter
200 ml kaltes Wasser

Die Blätter mit dem Wasser ansetzen, das Ganze ca. 10 Minuten ziehen lassen. Auf kleiner Flamme langsam zum Kochen bringen. Ca. 1 Minute sprudelnd kochen lassen.
Eine *Holunderblätter-Auflage* hilft bei Schmerzen. Die Blätter werden auf die betroffene Stelle gelegt und mit einem Tuch abgedeckt.
Holunderblätter dienen auch als Grundlage für einen immunstärkenden *Tee* (nach Prof. Bankhofer). Der Tee schwemmt Giftstoffe und Schlacken aus und kräftigt das Immunsystem.
Überbrühen Sie dazu 2 TL getrocknete Holunderblätter mit 1 Tasse siedendem Wasser. Der Tee muss 5 Minuten ziehen und wird dann abgeseiht. Trinken Sie davon kurmäßig 3–4 Tassen pro Tag über einen Zeitraum von 3–4 Wochen.

Diese Heilmittel können Sie aus den *Blüten* herstellen:

Holunderblütenbad

Holunderblüten
Wasser

Geben Sie 2 Handvoll Holunderblüten in ein Baumwollsäckchen und hängen Sie es in die Badewanne. Dauer des Bades ca. 10–15 Minuten. Anschließend Bettruhe.
Oder bereiten Sie einen Tee aus 8 TL Holunderblüten auf 1 l Wasser, dazu die Blätter mit dem kochenden Wasser aufgießen. Lassen Sie ihn 10 Minuten ziehen und geben Sie ihn in die Badewanne.
Ein Holunderblütenbad wirkt wohltuend und wärmend bei Erkältung.

Holunderblütentee

2 TL Holunderblüten
150 ml kochendes Wasser

Die Holunderblüten mit dem Wasser übergießen und 10 Minuten ziehen lassen, anschließend durch ein Sieb geben. Mehrmals täglich 1 Tasse heißen Tee trinken.
Holunderblütentee lindert die Beschwerden bei Erkältungskrankheiten. Bei Halsschmerzen können Sie diesen Tee auch zum Gurgeln verwenden.
Achtung: Wenn Sie den Tee zum Ausschwitzen Ihrer Erkältung nutzen wollen, trinken Sie ihn möglichst heiß. Zur Vorbeugung gegen Erkältungskrankheiten wird er lauwarm getrunken.

Holunderblütensalbe

1 Handvoll Holunderblüten
200 ml Distelöl
40 g Bienenwachs
1/2 TL Propolis-Tinktur

Holunderblüten in einem Topf mit Distelöl erwärmen, bis Perlbildung einsetzt (bitte Öl nie auf offener Flamme erhitzen). Dann abkühlen und über Nacht ziehen lassen. Am nächsten Tag wieder erwärmen und das Öl durch ein Sieb in einen Topf seihen. Dann Bienenwachs zugeben und unter Umrühren erwärmen, bis das Wachs geschmolzen ist. Vom Herd nehmen, Propolis-Tinktur zugeben und noch warm in Gläser füllen. Die Salbe ist dunkel und kühl gelagert ca. 1 Jahr haltbar.
Holunderblütensalbe wirkt glättend und heilend bei rauen, rissigen Händen. Sie eignet sich auch gut zur Lippenpflege.

Holunder-Kompresse

Die Holunder-Kompresse ist besonders bei stumpfen Verletzungen geeignet. Kochen Sie starken Holunderblütentee (15 Minuten ziehen lassen) und tränken Sie ein Baumwolltuch darin. Wringen Sie es aus und legen Sie es auf die betroffene Stelle.

Diese Heilmittel können Sie aus den *Blüten* und *Blättern* herstellen:

Holunder-Tinktur

Holunderblüten
Holunderblätter
Weinbrand

Eine große saubere Flasche zu einem Drittel mit Holunderblüten sowie 2 oder 3 Holunderblättern und zu zwei Drittel mit Weinbrand füllen und dies 10 Tage ansetzen.
Jeweils 10 Tropfen von dieser Tinktur auf Zucker oder in einem Likörglas Wasser einnehmen.
Holunder-Tinktur wirkt lindernd bei Schwellungen, Verrenkungen, Prellungen und Sehnenzerrungen.

Mein persönlicher Tipp:
Holunder-Schlaftrunk

1/2 Glas Wasser
2 EL Holundersaft
1 TL (Fichten-)Honig

Die Zutaten mischen und eine halbe Stunde vor dem Schlafengehen trinken.
Dieser Schlaftrunk hat sich besonders bei Erschöpfungszuständen und nach überstandener Krankheit bewährt.

Sehr empfehlenswerte Heilmittel aus Holunder sind auch das Holundersamenöl und die Holunder-Urtinktur. Beides ist schwer selbst herzustellen. Kaufen Sie es am besten in Ihrer Apotheke.

Holundersamenöl wirkt stimulierend auf Zellmembranen und Blutgefäße und stärkt die Abwehrkräfte gegen Infekte, Allergien und krebserregende Stoffe. Es ist auch wunderbar geeignet zum Verfeinern von Speisen und Getränken. Sie können es außerdem nutzen, um schmerzende Muskeln damit einzureiben oder entzündete Gelenke zu massieren. Leichte Erfrierungen der Haut sollen durch regelmäßiges Einreiben mit Holundersamenöl schneller heilen.

Holunder-Urtinktur hilft bei wiederkehrenden Erkältungen, Nasennebenhöhlenentzündungen, hartnäckiger Verschleimung der Atemwege und bei chronischem Schnupfen.

In der Apotheke können Sie auch getrocknete Holunderblüten, Teezubereitungen mit den einzelnen Pflanzenteilen des Holunder sowie Holunderblütenwasser (Aqua sambuci) kaufen. Das Wasser nutzt man als Heilmittel bei entzündeten Augen oder zu kosmetischen Zwecken. Holunder-Muttersaft und Holundersaft bekommen Sie im Reformhaus oder im Bioladen, ebenso diverse Brotaufstriche mit Holunderbeeren und anderen Früchten.

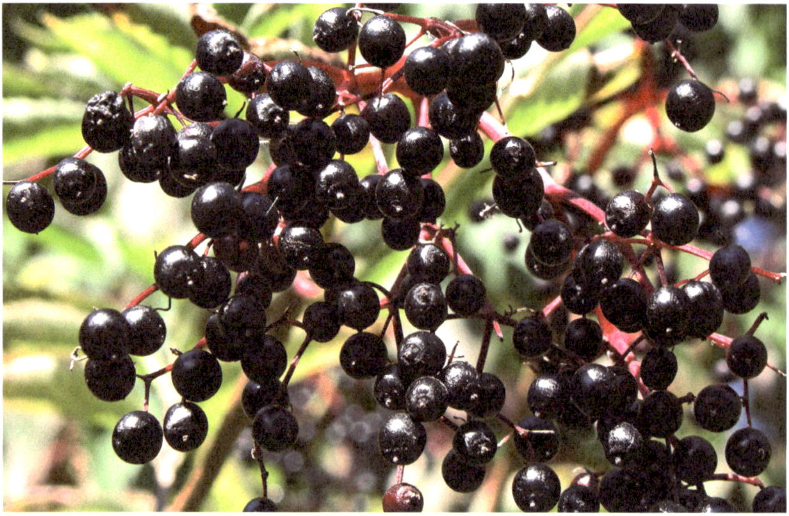

Krankheiten und Symptome, die sich mit Holunder positiv beeinflussen oder heilen lassen

Abszess

Ein Abszess ist eine eitrige Infektion, die durch das Eindringen von Eitererregern, sogenannten Staphylokokken, in die Haut hervorgerufen wird. Grundsätzlich sollten Sie einen Abszess vom Arzt behandeln lassen. Die Homöopathie kann sehr gut helfen, den »Reifungsprozess« des Abszesses zu unterstützen. Außerdem stärkt sie das geschwächte Immunsystem, das die Entstehung von Abszessen begünstigt. Unterstützend zur Behandlung können Sie zu Hause Holunder verwenden.

Wie Holunder hilft

Holunder wirkt erweichend, entzündungshemmend und schmerzlindernd.

Was Sie tun können

- Bereiten Sie eine Holunder-Auflage zu: Geben Sie 5 g Blüten auf eine große Tasse Wasser und lassen Sie dies 10 Minuten lang kochen, dann abseihen. Ein Tuch darin tränken, auswringen und auf die betroffene Stelle legen.
- Bereiten Sie folgenden Tee zu: 1 EL Lindenblüten und 1 EL Holunderblüten mischen und mit $^1/_4$ l kochendem Wasser überbrühen. 10 Minuten ziehen lassen, dann abseihen. Täglich 2–3 Tassen trinken.

Arteriosklerose

Auch Arterienverkalkung genannt. Ablagerung von Blutfetten, Blutgerinnseln/Blutpropfen, Bindegewebe und Kalk in den Blutgefäßen. Ursachen dafür sind u.a. Übergewicht, Bluthochdruck, Rauchen, Gicht. Aufgrund der möglichen Folgekrankheiten (Durchblutungsstörungen der Beine, Schlaganfall, Niereninsuffizienz, Herzinfarkt) zählt die Arteriosklerose zu den häufigsten Todesursachen in den modernen Ländern der Erde.

Wie Holunder hilft

Die in den Blüten und den roten Beeren vorkommenden Polyphenole beugen Arteriosklerose vor.

Was Sie tun können

Trinken Sie regelmäßig Holundersaft (s. S. 42/43) oder essen Sie Holundermus (s. S. 44).

Arthritis

Entzündung eines Gelenks oder eines Gelenkteils mit Symptomen wie Rötungen, Schwellungen, Überwärmung, Funktionsbehinderungen und Schmerzen.

Wie Holunder hilft

Holunder wirkt schmerzstillend, entzündungshemmend und beruhigend.

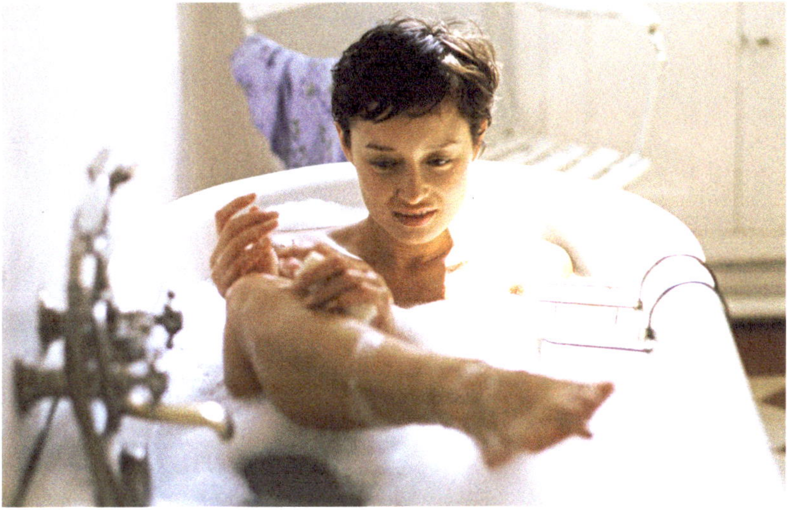

Was Sie tun können

- Stellen Sie eine Auflage aus Holunderblüten her: 50 g Blüten auf 1 l kochendes Wasser geben und 15 Minuten ziehen lassen, dann abseihen. Tränken Sie ein Tuch in dem Sud, wringen Sie es aus und legen Sie es auf die betroffene Stelle.
- Trinken Sie 3 x täglich eine Tasse Holunderbeertee (s. S. 43).

Asthma

Im Volksmund Bezeichnung für Bronchialasthma (Asthma bronchiale). Eine oft schwere Atemnot, die anfallsweise auftritt und für die es verschiedene Ursachen gibt (allergische Reaktionen, Herzinsuffizienz, Harn-

▲ *Ein heißes Bad tut häufig gut bei schmerzenden Gelenken. Auch Holunder wirkt schmerzstillend und entzündungshemmend.*

vergiftung aufgrund von Nierenversagen). Weitere Formen sind das Asthma cardiale, eine Atemnot, die aufgrund einer Stauung im kleinen Kreislauf bei Linksherzinsuffizienz auftritt, und das Asthma uraemicum, bei dem als Folge einer Harnvergiftung die Lungen durchtränkt werden.

Wie Holunder hilft
Holunder wirkt krampflösend und beruhigend, was bei einem akuten Anfall sehr wohltuend ist.

Was Sie tun können
Bereiten Sie einen Tee aus 20 g Holunderblüten, 15 g Malvenblüten und 5 g Fenchelfrüchten. Überbrühen Sie einen gehäuften TL mit 1/4 l heißem Wasser, lassen Sie den Tee 10 Minuten ziehen und trinken Sie morgens und abends je eine Tasse.

Bindehautentzündung

Wenn sich die Bindehaut des Auges entzündet, sind Symptome wie Rötungen und Schwellungen, gesteigerter Tränenfluss sowie Jucken und Brennen die Folge.

Wie Holunder hilft
Holunder wirkt entzündungshemmend, schmerzlindernd und beruhigend.

Was Sie tun können
Kochen Sie Holunderblütentee (s. S. 47), lassen Sie ihn abkühlen und trän-

ken Sie je ein gefaltetes Stofftaschentuch darin, wringen Sie es aus und legen es sich auf die Augen.

Blähungen

Übermäßige Gasansammlungen im Magen-Darm-Trakt. Hervorgerufen durch falsche Ernährung, Lebensmittelunverträglichkeit oder Lebensmittelallergien.

Wie Holunder hilft

Holunder wirkt Blähungen abführend, entkrampfend und beruhigend.

Was Sie tun können

Bereiten Sie folgenden Tee zu: Je 1 TL Holunder- und Schafgarbenblüten in einer Tasse mit heißem Wasser 15 Minuten aufbrühen. Abseihen, mit Honig süßen und alle 2–3 Stunden, auf jeden Fall vor dem Schlafengehen, heiß trinken.

Blasenentzündung

Man unterscheidet zwei Formen: die untere und die obere Harnwegsinfektion. Bei der unteren handelt es sich um eine Infektion der Harnröhre bzw. der Blase (Zystitis), bei der oberen um eine Infektion des Nierenbeckens. Frauen erkranken häufiger an Blasenentzündungen als Männer, weil Keime schneller durch die kurze Harnröhre aufsteigen.
Eine Blasenentzündung kündigt sich mit brennenden Schmerzen, Harndrang und kleinen Harnmengen (»Tröpfeln«) an. Die Behandlung gehört in die Hände eines Arztes.

Wie Holunder hilft
Holunder wirkt entzündungshemmend, krampflösend und schmerzlindernd. Er regt die Harnausscheidung an und hilft so dem Organismus, die Keime schneller wieder auszuscheiden.

Was Sie tun können
- Trinken Sie mehrmals täglich eine Tasse Holunderblütentee (s. S. 47).
- Ein ungewöhnliches, aber sehr hilfreiches Rezept bei wiederkehrenden Blasenentzündungen ist ein Wein aus Schwarzem Holunder: Übergießen Sie dazu 3 Handvoll der inneren grünen Rinde (aus der Apotheke) mit 1 l siedendem Weißwein. Rühren Sie um, lassen Sie das Ganze 2 Tage ziehen, seihen Sie ab und trinken Sie täglich 2 Gläser davon.

Folgende Teemischung ist hilfreich nach überstandener Blasenentzündung zum Ausschwemmen der Restkeime:

je 10 g Holunderblüten, Bohnenschalen (ohne Samen), Brennnesselblätter, Pfefferminzblätter
20 g Goldrutenkraut
(Teemischung reicht für 2 l Tee)

Übergießen Sie 3 EL davon mit 1 l siedendem Wasser, lassen Sie das Ganze 5 Minuten ziehen. Trinken Sie zwischen den Mahlzeiten mehrere Tassen davon – bis zu einem Liter am Tag.

Blutdruck, niedriger

Von niedrigem Blutdruck spricht man bei Werten unter 100/60 mmHg. Die Hypotonie gilt nicht als Krankheit, beeinträchtigt jedoch durch ihre Symptome (Schwindel, Schwarzwerden vor Augen, Abgeschlagenheit, kalte Hände und Füße) erheblich das Lebensgefühl des Betroffenen.

Wie Holunder hilft

Die in den Beeren enthaltenen Flavonoide, Polyphenole und Anthocyane tragen dazu bei, die gesunde Funktion der Arterien aufrechtzuerhalten. So unterstützen sie auch die Regulierung des Blutdrucks.
Holunder ist außerdem einer der Hauptlieferanten von Niacin (Vitamin des B-Komplexes), das zusammen mit Chrom bei der Stabilisierung des Glukosespiegels hilft.

Was Sie tun können

- Trinken Sie 8–12 Wochen lang 3 x täglich vor den Mahlzeiten ein Glas verdünnten Holunderbeersaft (s. S. 42/43).
- Verwenden Sie beim Kochen Holunderbeeren.
- Essen Sie regelmäßig Holunderbeermus (s. S. 44).

Bronchitis

Starker schmerzhafter Husten mit gelblichem bis dunkelgrünem Auswurf, oft einhergehend mit Schüttelfrost, Atembeschwerden und hohem Fieber. In 95% aller Fälle Folge einer Virusinfektion.

Wie Holunder hilft
Holunder wirkt krampflösend, entzündungshemmend, schmerzstillend und beruhigend.

Was Sie tun können

- Trinken Sie bei akuter Bronchitis mehrmals täglich eine Tasse Holunderblütentee (s. S. 47).
- Bei chronischer Bronchitis wirken regelmäßige Inhalationen mit Holunderblüten lindernd. Übergießen Sie dazu 4 EL Holunderblüten mit 1/2 l kochendem Wasser. Inhalieren Sie mindestens 10 Minuten. Dieses Dampfbad wirkt reinigend, stimulierend und kräftigend auf die Schleimhäute der Atemwege.

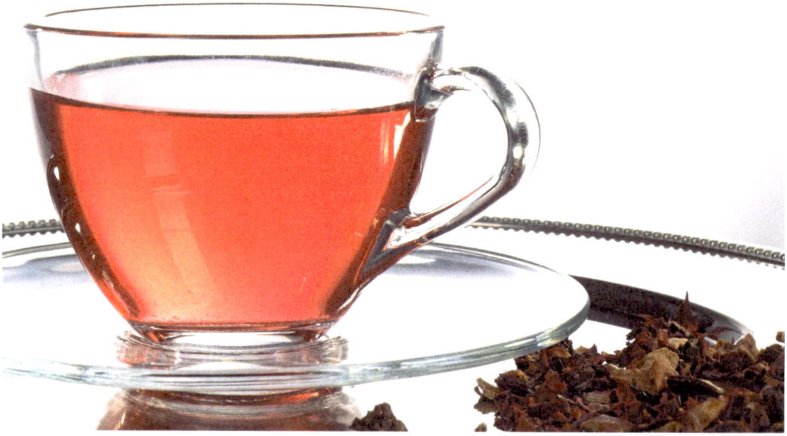

▲ *Hilft auch bei Bronchitis: mehrmals täglich eine Tasse Holunderblütentee trinken.*

Sie können Holunderblüten auch als Tinktur in der Apotheke kaufen. Fragen Sie Ihren Apotheker nach der Dosierung.

Diabetes

Diese Stoffwechselerkrankung führt zu erhöhten Blutzuckerwerten. Man unterscheidet zwei Formen: Bei dem am häufigsten auftretenden Typ 1 (Insulinmangel-Diabetes) zerstören körpereigene Abwehrstoffe die Insulin produzierenden Zellen der Bauchspeicheldrüse. Typ 2 (Altersdiabetes) entsteht zum einen durch eine verminderte Empfindlichkeit der Körperzellen für Insulin (Insulinresistenz), zum anderen durch eine »Erschöpfung« der Insulin produzierenden Zellen durch eine jahrelange Überproduktion von Insulin.

Wie Holunder hilft

Holunderblüten bewirken eine bessere Zuckerverwertung bei Diabetes.

Was Sie tun können

Trinken Sie regelmäßig Holunderblütentee.

Ekzem

Sammelbegriff für entzündliche Hauterkrankungen. Zu den Symptomen gehören Juckreiz, Rötung, Schwellung, Bläschen- oder Knotenbildung, Schuppen und Nässen.

Wie Holunder hilft

Holunder stillt den Juckreiz, lindert die Schmerzen und wirkt entzündungshemmend und beruhigend.

Was Sie tun können

Machen Sie begleitend zu der vom Arzt verordneten Therapie Kompressen mit Holunder (s. S. 48).

Erkältung

Akute Infektion der Schleimhäute von Nase, Hals und Bronchien, überwiegend verursacht durch Viren.

Wie Holunder hilft

Holunder wirkt schweißtreibend, entzündungshemmend und allgemein kräftigend.

Was Sie tun können

Das beste Mittel gegen Erkältungen und Grippe ist eine richtige Schwitzkur: Kochen Sie dazu den Tee recht stark (1/4 l Wasser und 2 TL Blüten) und lassen Sie ihn 10 Minuten ziehen. Ein 1/2 l dieses »Schwitztees« sollte möglichst heiß getrunken werden. Legen Sie sich anschließend sofort ins Bett.

Zur Vorbeugung gegen Erkältung und Grippe: 1 TL Blüten pro Tasse nehmen. Blüten mit kochendem Wasser übergießen und 10 Minuten ziehen lassen. Den Tee lauwarm trinken. In der kalten Jahreszeit können Sie vorbeugend 3 Wochen lang 3 x täglich eine Tasse Holundertee trinken.

Achtung: Holundertee zum Ausschwitzen der Erkältung sollte möglichst heiß getrunken werden.
Zur Vorbeugung trinkt man ihn lauwarm.

Noch ein Tee zur Vorbeugung:

50 g getrocknete Holunderblüten
5 g Hopfenblüten
30 g Johanniskraut
5 g Lindenblüten
10 g Huflattich

Alle Kräuter mischen. Je 1 1/2 TL mit einer Tasse kochendem Wasser aufbrühen, 10 Minuten ziehen lassen, abseihen. Täglich 3 Tassen davon trinken.

Außerdem hat sich die Kombination von Holunderblüten und Lindenblüten bei Erkältungen bewährt:

je 2 Teile Linden- und Holunderblüten oder
je 1 Teil Kamille/Heidelbeeren

Die Kräuter mischen. Je 1 EL mit einer Tasse kochendem Wasser aufbrühen, 10 Minuten ziehen lassen, abseihen. Täglich 3 Tassen davon trinken.

Fieber

Gesunde Abwehrreaktion des Organismus, meistens verursacht durch Infektionen. Im Normalfall wird der Körper allein damit fertig. Wenn das Fieber über 39 °C steigt, sollten Sie einen Arzt hinzuziehen. Man unterscheidet verschiedene Arten von Fieber:
Erhöhte Temperatur (noch kein Fieber): unter 38,0 °C (rektal gemessen)
Mäßiges Fieber: bis 38,5 °C (rektal gemessen)
Hohes Fieber: über 39,0 °C (rektal gemessen)

Wie Holunder hilft
Holunder unterstützt die Ausscheidung der Krankheitserreger, wirkt entzündungshemmend und kräftigend, unterstützt das Immunsystem.

Was Sie tun können
Trinken Sie möglichst heißen Holunderblütentee und legen Sie sich ins Bett.

Füße, geschwollene

Langes Stehen oder Sitzen behindert die Blutzirkulation und lässt die Füße anschwellen und schwer werden.

Wie Holunder hilft
Holunder wirkt abschwellend, erfrischend und belebend.

Was Sie tun können
Kochen Sie 1 l Wasser mit 5 frischen Holunderblütendolden und 1 Handvoll frischen Pfefferminzblättern auf. Den abgekühlten Ansatz geben Sie anschließend in ein lauwarmes Fußbad.

Gerstenkorn

Eine meist eitrige Entzündung der Schweiß- und Talgdrüsen in den Rändern der Augenlider, vorwiegend ausgelöst durch Staphylokokken. Die Symptome sind Schmerzen, eine sich rasch entwickelnde (eitrige) Schwellung und eine starke Rötung.

Wie Holunder hilft

Holunder wirkt entzündungshemmend, schmerzstillend und beruhigend auf das gereizte Auge.

Was Sie tun können

- Bereiten Sie eine Kompresse zu (s. S. 48) und legen Sie sie auf das betroffene Auge.
- Wenn Sie öfter an einem Gerstenkorn leiden, stärken Sie Ihr Immunsystem mit Holundersaft (s. S. 42/43).

Gicht

Sammelbegriff für bestimmte Stoffwechselstörungen und ihre Folgekrankheiten. Gicht ist eine Zivilisationskrankheit und steht in direktem Zusammenhang mit zu gutem und zu fettem Essen. Die Symptome eines akuten Anfalls sind plötzlich auftretende starke Schmerzen sowie Rötung und Schwellung des betroffenen Gelenks. Die Harnsäurewerte sind deutlich erhöht.

Bei chronischer Gicht wird nach und nach das Gelenk deformiert.

Wie Holunder hilft

Holunder wirkt entzündungshemmend und schmerzstillend. Seine harntreibende Wirkung ist bei Krankheiten wie Rheuma und Gicht besonders wohltuend, weil der Körper so giftige Stoffwechselprodukte schneller ausscheiden kann.

Was Sie tun können

- 2 TL Holunderblüten mit 1/4 l kochendem Wasser überbrühen, 10 Minuten ziehen lassen. Bei Fieber sollten Sie mindestens 1/2 l am Tag davon trinken.
- Kurmäßig bei Gicht und Rheuma 3 x 1 Tasse täglich über 3 Wochen, als Blutreinigungsmittel, auch bei Hautunreinheiten und Körpergeruch.

Grippe

Eine Infektion der Atemwege durch Influenza-Viren. Die Viren befallen die Schleimhäute der Atemwege und ermöglichen so das Eindringen von Giftstoffen und Bakterien in den Körper. Zu den Symptomen gehören ein ausgeprägtes Krankheitsgefühl im ganzen Körper, Kopf- und Gliederschmerzen, Schnupfen und hohes Fieber bis 40 °C.

Wie Holunder hilft

Holunder wirkt entzündungshemmend, fiebersenkend und allgemein kräftigend.

Was Sie tun können

Das beste Mittel gegen Erkältungen und Grippe ist eine richtige Schwitzkur: Kochen Sie dazu den Tee recht stark (1/4 l Wasser und 2 TL Blüten) und lassen Sie ihn 10 Minuten ziehen. Ein 1/2 l dieses »Schwitztees« sollte möglichst heiß getrunken werden. Legen Sie sich anschließend sofort ins Bett.

Zur Vorbeugung

Zur Vorbeugung gegen Erkältung und Grippe: 1 TL Blüten pro Tasse nehmen. Den Tee lauwarm trinken. In der kalten Jahreszeit können Sie vorbeugend 3 Wochen lang 3 x täglich eine Tasse Holundertee trinken.

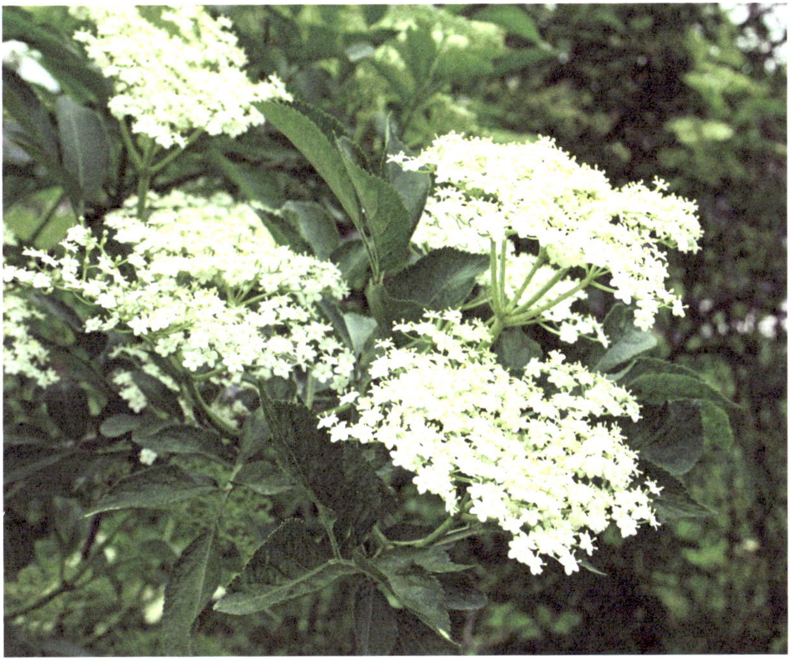

▲ *Tee aus Holunderblüten – zur Vorbeugung gegen Erkältung und Grippe.*

Halsschmerzen

Die Symptome reichen vom leichten Kratzen im Hals bis zu einer Streptokokken-Angina, die vom Arzt behandelt werden muss. Bei einer Virenattacke breiten sich die Erreger großflächig auf der Mund- und Rachenschleimhaut aus. Die Folge ist ein unangenehmes Druck- und Schluckgefühl.

Wie Holunder hilft

Holunder bringt die Entzündung schneller zum Abklingen, lindert die Schmerzen, stabilisiert die Schleimhäute und stärkt die Abwehr.

Was Sie tun können

- Trinken Sie vorbeugend mehrmals täglich ein Glas Holundersaft.
- Im akuten Fall: Trinken Sie jede Stunde eine Tasse Holunderblütentee oder Holundersaft möglichst heiß, bis die Schmerzen nachlassen.
- Bereiten Sie aus Holunderblütentee einen Aufguss zu und gurgeln Sie damit.
- Bereiten Sie eine Gurgellösung zu: Dazu 2–3 TL Blüten mit 150 ml heißem Wasser übergießen und 5–10 Minuten ziehen lassen.
- Stellen Sie einen Holunderpunsch her:

1 l Holundersaft
1 Zimtstange
3 Nelkenköpfe
2 l Apfelsaft
2 Zitronen

Den Holundersaft in einen Topf gießen, zum Siedepunkt bringen, die Zimtstange und Nelkenköpfe mitziehen lassen. Nach 10 Minuten den Ap-

fel- und Zitronensaft dazugießen, erwärmen, jedoch nicht kochen. Den Saft durch ein Sieb gießen und, wenn erforderlich, mit Akaziensirup oder Honig süßen.
Der Punsch hilft, Erkältungskrankheiten wie Schnupfen, Halsschmerzen und Heiserkeit zu lindern.

Hämorrhoiden

Krampfaderartige Erweiterungen der arteriovenösen Gefäßpolster im Übergang vom Mastdarm zum Enddarm. Jeder gesunde Mensch hat drei innere Hämorrhoiden.
Zur Krankheit werden diese erst, wenn es durch eine Vergrößerung oder ein Tiefertreten zu Beschwerden kommt. Typische Symptome sind Blutungen, Druckgefühl und Juckreiz.

Wie Holunder hilft
Holunder wirkt entzündungshemmend, schmerzlindernd und beruhigend.

Was Sie tun können
Kochen Sie 1 Handvoll Holunderblätter mit 1/2 l Milch auf. Nehmen Sie die Blätter aus der Milch heraus, lassen Sie sie abtropfen und legen Sie sie auf die betroffenen Stellen. Das wirkt lindernd bei schmerzenden und blutenden Hämorrhoiden.

Harndrang

Häufig auftretendes Symptom bei einer Reizblase oder bei Prostatabeschwerden. Für die Betroffenen mit viel Stress und Unsicherheit behaftet.

Wie Holunder hilft

Holunder ist harntreibend und kann bei regelmäßiger Einnahme den ständigen Harndrang regulieren. Er löst die (seelischen) Blockaden bei Harnverhaltung, fördert die regelmäßige Urinausscheidung und normalisiert die ausgeschiedene Urinmenge.

Holunder wirkt beruhigend und entspannend auf den Schließmechanismus der Blase und hat sich auch bewährt bei nächtlichem Harndrang und bei sehr geringen Urinmengen (»Tröpfeln«).

Was Sie tun können

Trinken Sie regelmäßig Holunderblüten- oder Holunderbeerentee (s. S. 43/47). Die abgeschabte Rinde und die zerkleinerten Wurzeln des Holunder sind ebenfalls sehr hilfreich bei Harndrang. Lassen Sie sich zu Dosierung und Anwendung von einem Heilkundigen beraten.

Heiserkeit

Heiserkeit ist häufig die Folge einer Erkältung oder einer Reizung der Schleimhäute z.B. durch Zigarettenrauch oder Überanstrengung. Die Stimmbänder können nicht mehr frei schwingen.

Heiserkeit lässt sich gut mit Hausmitteln behandeln. Länger andauernde oder häufig wiederkehrende Heiserkeit muss von einem Arzt behandelt werden.

Wie Holunder hilft

Holunder wirkt entzündungshemmend sowie beruhigend und entspannend auf die gereizten Stimmbänder.

Was Sie tun können

Bereiten Sie einen Holunderblütentee (s. S. 47) zu und trinken Sie ihn möglichst heiß in kleinen Schlucken. Sie können diesen Tee auch zum Gurgeln verwenden. Er ist sehr wohltuend bei Halsentzündungen und Schluckbeschwerden.

Der besondere Tipp (für Erwachsene):
Geben Sie einen Schuss Weißwein in den Tee, kochen Sie das Ganze noch einmal auf und dann abseihen.

Herpes zoster

Besser bekannt als Gürtelrose. Wird beim Erwachsenen durch das Varizella-zoster-Virus ausgelöst. Es gehört zu den Herpesviren. Verursacht bei Kindern Windpocken.

Wie Holunder hilft

Holunder wirkt antiviral, entzündungshemmend und immunstärkend.

Was Sie tun können

- Geben Sie 20 Tropfen Holunderpresssaft in $^1/_2$ Glas Wasser. Trinken Sie diese Mischung morgens und abends schluckweise.
- Stärken Sie Ihr Immunsystem mit einer Holunderbeersaftkur (s. S. 46).

Heuschnupfen

Eine immer häufiger auftretende allergische Erkrankung. Der Organismus reagiert überempfindlich auf die Eiweißkomponenten bestimmter Pollen. Allergene binden sich an bestimmte weiße Blutkörperchen. Es werden Histamine ausgeschüttet, die für Symptome wie laufende Nase, tränende Augen, Rötungen und Schwellungen bis hin zu Asthma verantwortlich sind.

Wie Holunder hilft

Holunder wirkt entzündungshemmend und allgemein beruhigend auf die überreizten Schleimhäute.

Was Sie tun können

Trinken Sie zur Linderung Ihrer Beschwerden 3 x täglich eine Tasse Holunderblütentee (s. S. 47).

Hexenschuss

Plötzlich einsetzender, stechender Schmerz im Rücken. Geht häufig einher mit einem Lähmungsgefühl, einer Zwangshaltung oder Bewegungssperre.

Wie Holunder hilft

Holunder wirkt entzündungshemmend und schmerzstillend.

Was Sie tun können

- Legen Sie eine Holunder-Kompresse (s. S. 48) auf die betroffene Stelle.

- Stellen Sie ein Kräuterkissen mit Holunder her, indem Sie eine Handvoll getrocknete Holunderblätter in einen kleinen Kissenbezug geben.
- Trinken Sie unverdünnten Holunderbeersaft kurmäßig, wenn Sie häufiger unter Hexenschuss leiden: je 30 ml 3 x täglich über einen Zeitraum von 3 Wochen.

Husten

Eine natürliche Abwehrreaktion des Körpers. Mit dem Husten werden Bakterien und Fremdkörper ausgestoßen.

Wie Holunder hilft

Holunder wirkt entzündungshemmend, krampflösend, schmerzstillend und beruhigend. Bei trockenem Husten trägt er dazu bei, den Bronchialschleim zu vermehren und zu verflüssigen, damit das Abhusten leichter fällt.

Was Sie tun können

Bereiten Sie »Hustenmarmelade« aus einem Teil Holunderbeeren und einem Teil Gelierzucker zu.

Die von den Stielen gestreiften Holunderbeeren werden in wenig Wasser etwa 15 Minuten gekocht. Man streicht nun alles durch ein Sieb und vermischt diese Menge mit der gleichen Menge Gelierzucker. Nochmals 5 Minuten sprudelnd aufkochen und auf kleiner Flamme noch einige Zeit weiterköcheln lassen, bis die Gelierprobe gelingt. Dann in Gläser füllen. Diese Hustenmarmelade nimmt man bei Erkältung, Husten und Bronchitis. Selbst hartnäckiger Husten verschwindet damit in kurzer Zeit.

Man kann die Marmelade auch in Milch geben und in kleinen Schlucken trinken.

Bei Husten mit starker Verschleimung hilft Holundersirup. Kochen Sie dazu 1 Handvoll reife Holunderbeeren in 1 l Wasser, bis die Beeren aufspringen. Abseihen. 250–500 g Zucker dem Holundersaft zufügen und eine halbe Stunde weiterkochen lassen. Den heißen Sirup in saubere Flaschen abfüllen und bei Bedarf ein Glas davon trinken.

Auch der Sirup des Roten Holunder (*Sambucus racemosa*) eignet sich gut als Hustensaft. Man gibt 1–2 EL davon in eine Tasse, füllt sie mit heißem Wasser auf und trinkt ihn warm. Hilft bei Erkältungskrankheiten, insbesondere mit Husten, sehr gut. Löst Schleim und hilft beim Abhusten, ist aber auch bei trockenem Husten oder Heiserkeit geeignet. Er wärmt auch von innen, vor allem an kalten Tagen.

Bei Husten mit Fieber hilft folgender Tee:
Überbrühen Sie 2 TL Holunderblüten mit $^{1}/_{2}$ l kochendem Wasser. Lassen Sie das Ganze 10 Minuten ziehen, trinken Sie es möglichst heiß und legen Sie sich ins Bett.

Ischiasbeschwerden

Der Ischiasnerv verläuft von der Wirbelsäule über den Oberschenkel und über die Wade bis in den Fuß. Eine Entzündung verursacht heftige Schmerzen, typischerweise einseitig. Oft kommt es auch zu einem Gefühl von Taubheit oder Kribbeln.

Ursachen für eine Ischiasentzündung sind oft Verspannungen oder Abnutzungserscheinungen. Auch ein Infektionsherd im Körper kann eine Entzündung des Ischiasnervs hervorrufen.
In der Schwangerschaft kann das werdende Kind auf den Nerv drücken und so die typischen Schmerzen hervorrufen.

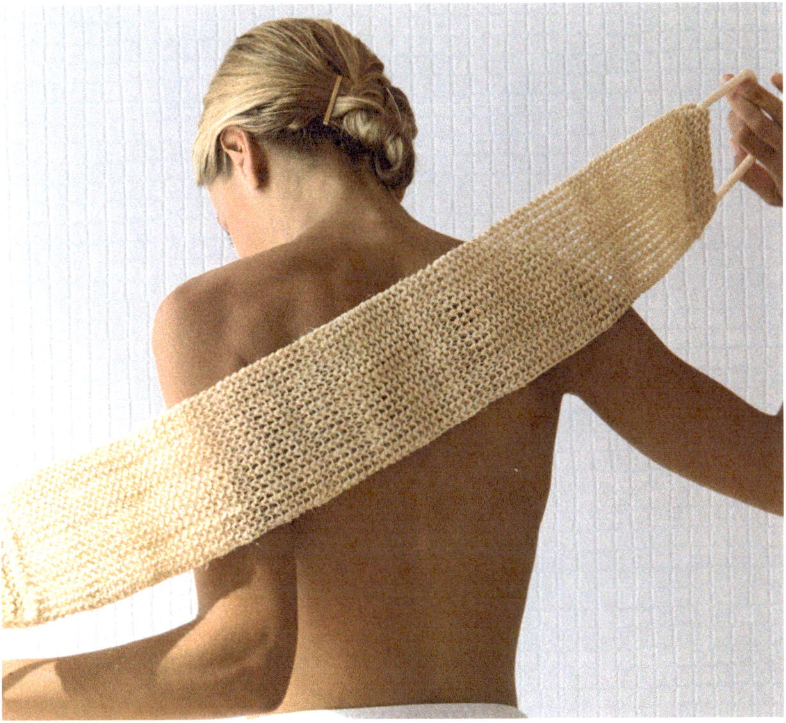

▲ *Ischiasbeschwerden können durch Verspannungen entstehen. Massagen und der Einsatz von Holunder können hilfreich sein.*

Wie Holunder hilft

Holunder wirkt entzündungshemmend, krampflösend, schmerzlindernd und beruhigend.

Was Sie tun können

- Bereiten Sie eine Holunder-Kompresse zu (s. S. 48) und legen Sie diese auf die betroffene Stelle.
- Trinken Sie regelmäßig Holunderbeersaft (s. S. 42/43).

Kopfschmerzen

Ein Sammelbegriff für verschiedenste Schmerzempfindungen im Bereich des Schädels. Ursache dafür ist die Reizung der Schädeldecke, der Hirnhäute, der Blutgefäße im Gehirn, der Hirnnerven oder des obersten Spinalnerves. Die Auslöser für diese Reizung sind sehr zahlreich. Sie reichen u.a. von Stress und Verspannungen über Augenprobleme, Erkältungskrankheiten und Viruserkrankungen bis hin zu Nebenwirkungen von Medikamenten.

Wie Holunder hilft

Holunder wirkt krampflösend, schmerzlindernd und beruhigend.

Was Sie tun können

Befeuchten Sie frische oder getrocknete Holunderblüten mit etwas Wein oder Essig, schlagen Sie das Ganze in ein dünnes Baumwolltuch ein und legen Sie es sich auf die Stirn oder in den Nacken.

Leberbeschwerden

Die Leber ist unser zentrales Stoffwechselorgan. Zu ihren Aufgaben gehören u.a. die Produktion lebenswichtiger Eiweißstoffe, die Verwertung von Bestandteilen aus der Nahrung, die Produktion von Galle und damit verbunden der Abbau und die Ausscheidung von Stoffen, die der Körper nicht mehr benötigt. Eine Überlastung der Leber zeigt sich in Symptomen wie Völlegefühl, Schmerzen im rechten Oberbauch oder Appetitlosigkeit.

Wie Holunder hilft

Das ätherische Öl der Holunderblüten regt Leber und Galle an. Holunder ist Bestandteil von Lebermedikamenten.

Was Sie tun können

- Trinken Sie bei Leberbeschwerden über 4 Wochen regelmäßig 2 Tassen Holunderblütentee (s. S. 47) am Tag.
- Bereiten Sie eine Holunder-Kompresse zu (s. S. 48) und legen Sie sie in Höhe der Leber auf den Bauch.

Lungenprobleme

Zu den häufigsten Lungenerkrankungen zählen Asthma, ein Emphysem (eine Überblähung des Lungengewebes), Lungenentzündung oder eine Lungenembolie (schwerste Komplikation einer Thrombose, plötzlicher Verschluss von Blutgefäßen in der Lunge).

Wie Holunder hilft

In der chinesischen Kräuterheilkunde wird der Holunder der Lunge zugeordnet. Er stärkt die Lunge und die Abwehrkräfte der Lunge. Durch seine schweißtreibenden und fiebersenkenden Eigenschaften hilft der Holunder Krankheitserreger aus der Lunge auszuscheiden.

Was Sie tun können

Begleitend zur ärztlich verordneten Therapie: Trinken Sie regelmäßig Holunderblütentee (s. S. 47) und essen Sie regelmäßig Holundermus (s. S. 44).

Magen-Darm-Katarrh

Entzündung des Magen-Darm-Traktes, ausgelöst durch Bakterien, Viren oder Pilze. Zu den Symptomen gehören Erbrechen, Durchfall, Magenkrämpfe.

Wie Holunder hilft

Holunder wirkt antiviral und antibakteriell. Er beruhigt und entspannt die gereizten Schleimhäute.

Was Sie tun können

- Essen Sie Holundermus (s. S. 44). Es wirkt hervorragend bei Entzündungen im Magen-Darm-Bereich und ist so gut verträglich, dass Sie es auch kleinen Kindern geben können.
- Trinken Sie Holunderblütentee (s. S. 47).

Der besondere Tipp:
Gegen Durchfall helfen getrocknete Holunderbeeren.
Wenn Sie die Beeren selbst trocknen wollen, legen Sie sie nach dem Waschen an eine warme luftige Stelle unter freiem Himmel. Sie können sie auch bei niedriger Temperatur (höchstens 40 °C) im Backofen oder in einem Dörrgerät trocknen.

Migräne

Anfallsartig auftretende, regelmäßig wiederkehrende, vorwiegend einseitige Kopfschmerzen, oft verbunden mit Übelkeit und Erbrechen.

Wie Holunder hilft
Holunder wirkt schmerzstillend, entkrampfend und beruhigend.

Was Sie tun können
S. → Kopfschmerzen
Essen Sie regelmäßig Holundermus (s. S. 44).

Nasennebenhöhlenentzündung

Eine Entzündung in den von der Nase abgehenden Nebenhöhlen, oft ausgelöst durch einen (verschleppten) Schnupfen. Zu den Symptomen gehören pochende Schmerzen in der Stirn oder rechts und links neben der Nase, die sich verschlimmern, wenn man sich vorbeugt.

Wie Holunder hilft

Holunder wirkt entzündungshemmend und schmerzlindernd. Er beruhigt die gereizten Schleimhäute und stärkt bei chronischen Entzündungen die Abwehrkräfte.

Was Sie tun können

Lassen Sie sich in der Apotheke eine Mischung aus je einem Teil Holunderblüten, Lindenblüten, Schüsselblumenwurzeln und Königskerzenblüten zubereiten. Diese Pflanzen fördern die Ausscheidung von Giftstoffen und wirken sekretlösend. Bereiten Sie 3 x täglich davon einen Tee: Übergießen Sie 2 TL der Mischung mit 300 ml kochendem Wasser. 10 Minuten ziehen lassen, dann abseihen.

Tipp:
Bei chronischen Entzündungen wie Sinusitis und Bronchitis können Sie Holunderblüten zur Inhalation verwenden:
4 EL Holunderblüten in einer Schüssel mit 1/2 l kochendem Wasser übergießen, ein Handtuch über den Kopf legen und das Gesicht etwa 10 Minuten über den Dampf halten. Das wirkt reinigend, stimulierend und kräftigend auf Haut und Schleimhäute der Atemwege.

Bei grippalen Infekten, chronischer Sinusitis und Entzündungen der Atemwege können Holunderblüten auch als Urtinktur eingenommen werden, die in Apotheken erhältlich ist.

Neuralgien

Sammelbegriff für anfallsartige oder chronische Schmerzen, die durch erkrankte oder geschädigte Nerven verursacht werden.

Wie Holunder hilft

Holunder wirkt schmerzlindernd, entspannend und beruhigend.

Was Sie tun können

- Essen Sie Holundermus (s. S. 44).
- Trinken Sie Holunderbeersaft (s. S. 42/43).

Nierenprobleme

Die Nieren reinigen u.a. das Blut von Abfallstoffen des Stoffwechsels, regulieren den Wasser- und Mineralstoffhaushalt des Körpers und helfen dem Organismus bei der Regulierung des Blutdrucks und der Produktion der roten Blutkörperchen.

Zu den häufigsten Nierenkrankheiten zählen die Nierenbeckenentzündung und Nierensteine.

Wie Holunder hilft

Holunder ist harntreibend und hilft so, die Ausscheidung von Urin und damit den Abtransport von Krankheitserregern zu fördern. Holunderblüten regen die Nierentätigkeit an und unterstützen die Ausscheidung von Stoffwechselschlacken.

Was Sie tun können

Wenn Sie öfter unter Nierenproblemen leiden, machen Sie zusätzlich zu der vom Arzt verordneten Therapie eine Holunderkur: Trinken Sie über einen Zeitraum von 4 Wochen täglich 3 Tassen Holunderblütentee (s. S. 47).

Ödeme

Einlagerung von Flüssigkeit aus dem Gefäßsystem im Gewebe. Ursachen sind eine vorangegangene Erkrankung oder eine Thrombose in den Beinvenen.

Wie Holunder hilft

Holunder wirkt entwässernd und Ausscheidungen fördernd.

Was Sie tun können

Trinken Sie kurmäßig Holunderblütentee: über einen Zeitraum von 4 Wochen täglich 3 Tassen.

Ohrenschmerzen

Für Ohrenschmerzen gibt es verschiedene Ursachen, die häufigste ist wohl eine Mittelohrentzündung, eine Entzündung der Mittelohr-Schleimhaut, die durch Bakterien oder Viren hervorgerufen wird. Sie tritt häufig als Folge eines bakteriellen Infektes im Nasen-Rachen-Raum auf.

Wie Holunder hilft

Holunder wirkt entzündungshemmend, schmerzlindernd und krampflösend.

Was Sie tun können

- Geben Sie einige Tropfen warmen Holunderblütentee ins Ohr.
- Erwärmen Sie frische oder getrocknete Blüten über Dampf. Dazu legen Sie einen Topfdeckel umgedreht auf einen Topf mit kochendem Wasser und erwärmen darauf die Blüten. Die Blüten dann aufs Ohr legen.
- Überbrühen Sie ein kleines, mit Holunderblüten gefülltes Leinensäckchen mit kochendem Wasser, drücken Sie es aus und legen Sie es warm auf das schmerzende Ohr.

Rheumatische Beschwerden

Rheuma ist ein Überbegriff für ca. 400 Einzelerkrankungen, deren gemeinsames Kennzeichen reißende, ziehende und fließende Schmerzen am Stütz- und Bewegungsapparat sind.

Die Medizin unterscheidet vier Hauptgruppen:

- Degenerative Gelenk- und Wirbelsäulenerkrankungen, z.B. Arthrose,
- entzündlich-rheumatische Erkrankungen, z.B. Arthritis,
- Stoffwechselerkrankungen mit rheumatischen Beschwerden, z.B. Gicht,
- Weichteilrheumatismus, z.B. Fibromyalgie.

Zu den Ursachen zählen u.a. erbliche Belastung, Stoffwechselstörungen, Fehlreaktionen des Immunsystems und falsche Ernährung.

Wie Holunder hilft

Holunder wirkt entzündungshemmend, schmerzlindernd, harntreibend und entwässernd.

Was Sie tun können

Folgende Tees haben sich bei rheumatischen Beschwerden bewährt:

- Rheuma-Tee

je 10 g Holunderblüten, Ackerschachtelhalm, Brennnesselblätter, Löwenzahnwurzel (mit Kraut), Birkenblätter

2 gehäufte TL dieser Mischung mit 1/4 l kaltem Wasser langsam zum Sieden bringen, 5 Minuten ziehen lassen, 4–6 Wochen lang täglich 2–3 Tassen trinken.

- Tee zur Anregung der Harnsäureausscheidung

je 10 g Schlehenblüten, Wildes Stiefmütterchenkraut, Holunderblüten, 5 g Faulbaumrinde

2 gestrichene TL dieser Mischung mit 1/4 l siedendem Wasser aufgießen, 5–10 Minuten ziehen lassen, 4 Wochen lang 2–3 Tassen täglich trinken.

Zahnschmerzen

Am häufigsten ausgelöst durch Karies, Parodontitis oder einen entzündeten Nerv.

Wie Holunder hilft

Holunder wirkt entzündungshemmend und beruhigend.

Was Sie tun können

Um die Zeit bis zum Zahnarzttermin zu überbrücken, bereiten Sie einen Holunderblütentee zu und spülen Sie die schmerzende Stelle damit.

Birkenblätter sind – neben Holunderblüten – ein Bestandteil des Rheuma-Tees.

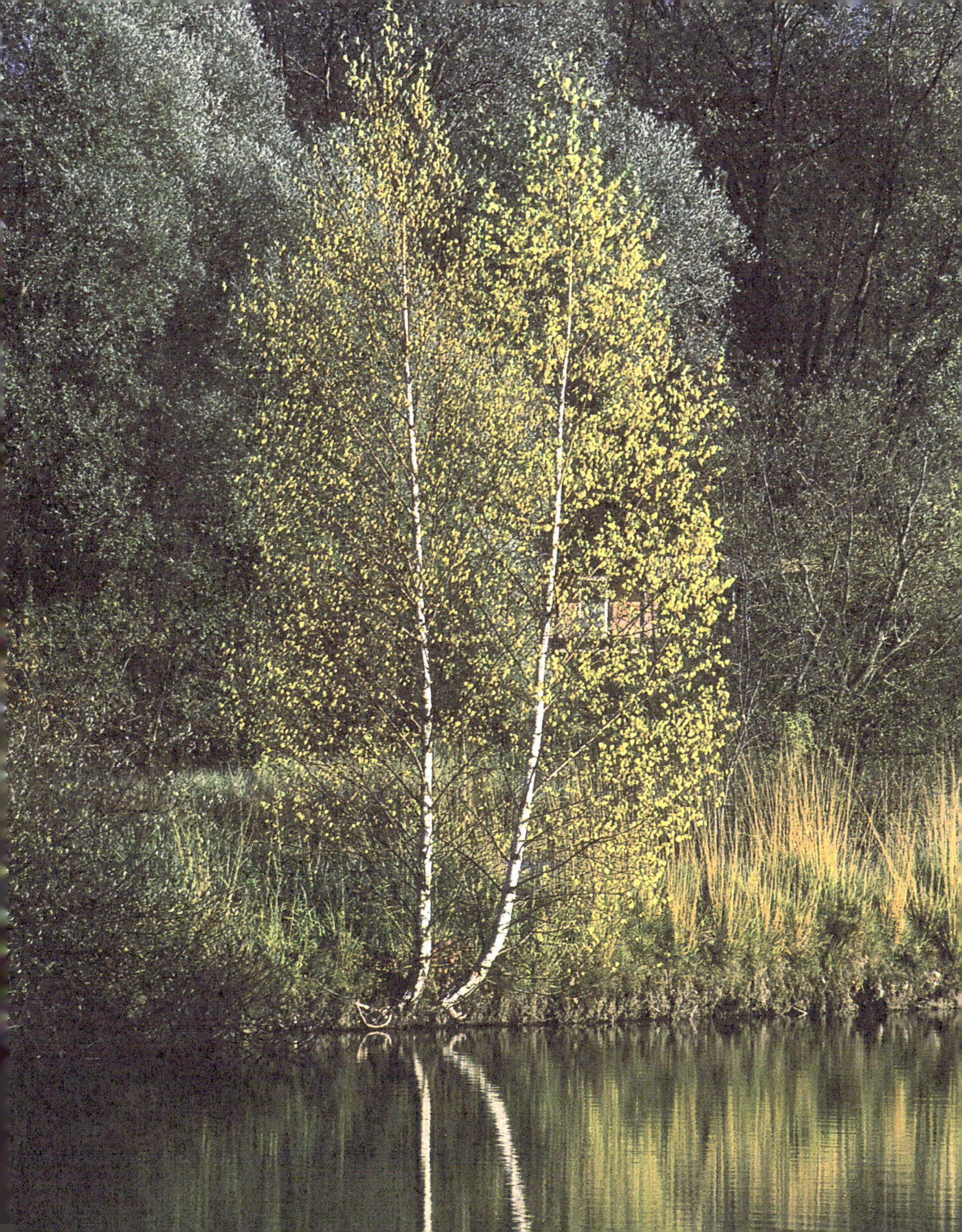

Holunder für Mutter und Kind

Milchbildung

In der Stillzeit hilft Holunder, die Milchbildung zu fördern. Trinken Sie 3 x täglich eine Tasse Holunderblütentee (s. S. 47).

Säuglinge und Kleinkinder

Ist Ihr Säugling oder Ihr Kleinkind erkältet, können Sie ihm mit Holunder helfen.

Sambucus nigra (Schwarzer Holunder) in der Potenz D3 lindert festsitzenden Schnupfen bei Säuglingen und Kleinkindern, wenn die Symptome folgendermaßen aussehen: Die Nase ist so verstopft, dass das Kind beim Stillen und Trinken keine Luft bekommt und immer wieder absetzen muss. Es schwitzt, wenn es wach ist, aber im Schlaf ist die Haut trocken und heiß.

Kinderkrankheiten: Keuchhusten, Masern, Scharlach, Windpocken

Holunder leistet auch gute Dienste als Unterstützung bei Kinderkrankheiten:

Keuchhusten

Durch Bakterien verursachte, hochansteckende Infektionskrankheit der Atemwege, an der vorwiegend Babys und Kleinkinder erkranken. Beginnt 10–14 Tage nach der Ansteckung mit unverfänglichem Husten. Weitere 10–14 Tage später erreichen die Hustenanfälle mit dem charakteristischen Keuchen den Höhepunkt. Der Keuchhusten kann bis zu 10 Wochen dauern, ansteckend ist er ca. 4–6 Wochen nach dem ersten Auftreten des Hustens.

Wie Holunder hilft
Holunder wirkt krampflösend, entzündungshemmend, stärkend, beruhigend und kräftigend.

Was Sie tun können
Bereiten Sie einen Tee mit Holunderblüten zu:
Mischen Sie dazu 15 g Holunderblüten, 15 g Thymian, 10 g Anis und 10 g Salbeiblätter. Mischen Sie 2 TL davon mit $^1/_4$ l kaltem Wasser. Der Tee muss ca. 3 Stunden lang ziehen. Kochen Sie ihn dann auf, lassen Sie ihn 10 Minuten abgedeckt ziehen und seihen Sie ab. Geben Sie Ihrem Kind davon 3–4 Tassen über den Tag verteilt. Der Tee sollte möglichst heiß und in kleinen Schlucken getrunken werden.

Masern
Durch das Masernvirus hervorgerufene, hochansteckende Infektionskrankheit. Eine Masernerkrankung verläuft in zwei Stadien: Im ersten treten unspezifische, grippeähnliche Beschwerden auf und es kommt zu einer Bindehautinfektion. An der Wangenschleimhaut erscheinen weiße Beläge, die Mund- und Rachenschleimhaut wird flammend rot. Das Fieber erreicht den ersten Höhepunkt. Im zweiten Stadium sind die Hautsymptome deutlich ausgeprägt. Der Ausschlag erstreckt sich über den ganzen Körper mit Ausnahme der Handflächen und der Fußsohlen. Das Fieber steigt ein zweites Mal stark an.

Wie Holunder hilft
Holunder fördert die Schweißbildung und hilft so beim Ausscheiden der Krankheitserreger. Auch typische Begleiterscheinungen der Masern wie hohes Fieber, verschleimte Bronchien und Ohrenschmerzen lassen sich gut mit Holunder behandeln. Außerdem beschleunigt Holunder das Auftreten der Hautsymptome, er »bringt die Masern richtig heraus«.

Was Sie tun können
Geben Sie ihrem Kind in der Anfangsphase der Krankheit regelmäßig Holunderblütentee (s. S. 47) zu trinken.

Der besondere Tipp:
Muss Ihr Kind ein Antibiotikum einnehmen, weil der Arzt eine Folgekrankheit der Masern befürchtet, können Sie die negativen Wirkungen des Antibiotikums auf die Darmflora lindern, indem Sie Ihrem Kind verdünnten Holundersaft (s. S. 42/43) oder Holundermus (s. S. 44) geben.

Scharlach
Eine durch Bakterien (Streptokokken) ausgelöste Infektionskrankheit, deren typische Symptome durch ein von den Bakterien produziertes Gift verursacht werden. Die Krankheit beginnt plötzlich, mit Kopf- und Halsschmerzen, Schluckbeschwerden und rasch ansteigendem Fieber. Weitere Anzeichen für Scharlach sind ein geröteter Rachen, entzündete Mandeln, gelbweiße Punkte auf den Mandeln und geschwollene Lymphknoten. Die Zunge ist zunächst weiß belegt, nach dem dritten

Krankheitstag himbeerfarben, mit geschwollenen Bläschen. Der Ausschlag breitet sich über den ganzen Körper aus, nur ein Dreieck um den Mund bleibt frei. Nach wenigen Tagen verschwindet der Ausschlag wieder, eine bis drei Wochen später beginnt die Haut sich zu schälen.

Wie Holunder hilft
S. → Masern, S. 85

Was Sie tun können
S. → Masern, S. 85

Der besondere Tipp:
Um die Regeneration nach dem oft langwierigen und kräftezehrenden Krankheitsverlauf zu unterstützen, machen Sie mit Ihrem Kind eine Kur mit Holunderblättertee (s. S. 45).

Windpocken
Werden durch das Varicella-zoster-Virus ausgelöst und per Tröpfcheninfektion übertragen, sogar über einige Meter in der Luft, daher der Name Windpocken.

Wie Holunder hilft
Holunder wirkt antiviral und entzündungshemmend.

Was Sie tun können
Holunderblüten-Aufguss bei Windpocken
Kochen Sie 1 l Wasser auf und überbrühen Sie damit 4 EL Holunderblüten. Tupfen Sie die Haut Ihres Kindes mit dem abgekühlten Aufguss ab.

Holunder »für die Seele«

Der Holunder, so heißt es, wärmt »von innen«, wirkt erfrischend auf Körper, Geist und Seele und vertreibt kummervolle Gedanken. Er gibt neue Spannkraft, schenkt neuen Mut, fördert den Charme und den Humor.

Albträume

Träume mit Angst oder Panik auslösendem Inhalt, in denen Stress, traumatische Erlebnisse oder Unbewältigtes verarbeitet werden.

Wie Holunder hilft

Holunder wirkt beruhigend und stabilisierend auf die Psyche.

Was Sie tun können

Wenn Sie zu Albträumen neigen, essen Sie abends Holundermus (s. S. 44) oder trinken Sie vor dem Schlafengehen Holunderbeersaft (Kinder) oder Holunderbeerwein (Erwachsene).

Nervosität

Innere Unruhe, ausgelöst durch Anspannung oder Stress.

Wie Holunder hilft

Holunder wirkt beruhigend und entspannend auf die überreizten Nerven.

Was Sie tun können

Machen Sie eine Kur mit Holunder-Muttersaft: Trinken Sie über einen

Zeitraum von 4 Wochen 2 x täglich 1/2 Glas Muttersaft unverdünnt und ungesüßt. Wenn nötig, können Sie ein Glas Mineralwasser im Anschluss trinken.

Schlafstörungen

Sammelbegriff für alle Abweichungen vom gesunden Schlafverhalten. Dazu gehören u.a. Einschlaf- und Durchschlafstörungen.

Wie Holunder hilft

Holunder wirkt beruhigend auf Körper und Seele.

Was Sie tun können

Bereiten Sie sich einen Schlaftrunk mit Holunder zu (s. S. 49).

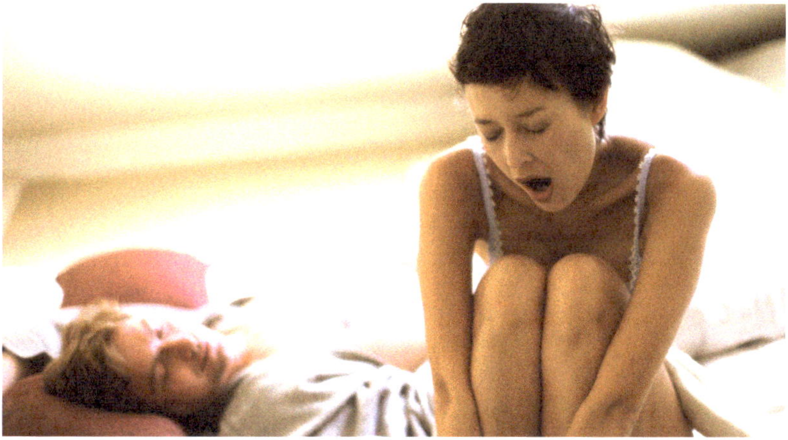

▲ *Holunder wirkt beruhigend und fördert einen gesunden Schlaf.*

Holunder als Stärkungsmittel

Abwehrschwäche

Wenn Ihr Kind von einem Infekt in den anderen rutscht, hilft oftmals eine Teekur mit Linden- und Holunderblüten, die das Immunsystem ankurbeln.

Was Sie tun können

- Linden-/Holunderblütentee kochen

Mischen Sie 1 TL Lindenblüten und 1 TL Holunderblüten. Nehmen Sie dann von der Mischung 1 TL und überbrühen das Ganze mit $^1/_4$ l kochendem Wasser. Lassen Sie den Tee 10 Minuten ziehen und seihen Sie ihn anschließend ab. Geben Sie Ihrem Kind davon täglich 1 Tasse zu trinken.

- Auch der folgende Tee für's Immunsystem hat sich bewährt:

40 g Sonnenhutwurzel
30 g Hagebuttenschalen
10 g Ginsengwurzel
10 g Lapachorinde
10 g Holunderblüten

Einen Tee aufbrühen mit 1 EL der Mischung pro Tasse. 10–15 Minuten ziehen lassen, dann abseihen. Nach Belieben mit Honig süßen. 3 x täglich eine Tasse trinken.

Mit Holundermus lassen sich ebenfalls die Abwehrkräfte steigern: Übergießen Sie 500 g gewaschene entstielte Beeren mit 150 ml Wasser und fügen Sie 3 EL Zucker, etwas Zimt und 10 getrocknete Zwetschgen hinzu.

Kochen Sie die Beeren – unter ständigem Rühren – bei schwacher Hitze zu Mus. Wenn die Kerne Sie stören, passieren Sie das Mus anschließend durch ein Sieb. Zur Stärkung des Immunsystems nehmen Sie 3 x täglich 1 EL Mus ein.

Augen, überanstrengte

Bildschirmarbeit, langes Lesen oder zu viel Sonnenlicht reizen und überfordern die Augen.

Wie Holunder hilft

Holunder wirkt beruhigend, kühlend und schmerzlindernd.

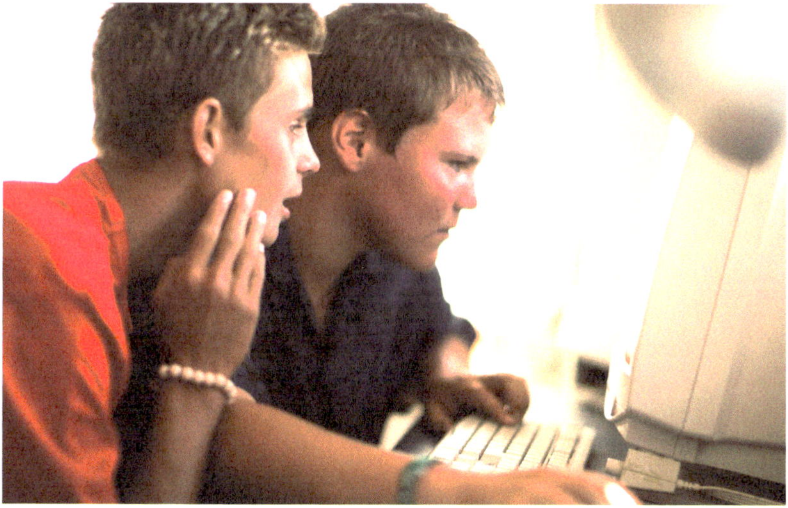

▲ *Auch auf durch Bildschirmarbeit überreizte Augen wirkt Holunder beruhigend.*

Was Sie tun können

1 EL getrocknete Blüten mit 1/2 l kochendem Wasser überbrühen, 10 Minuten ziehen lassen, abseihen, abkühlen lassen und Wattepads mit dem Aufguss tränken. Legen Sie diese 10–15 Minuten lang auf die geschlossenen Augenlider.

Schneller geht's mit fertigem Holunderblütentee. Abkühlen lassen und zu Augen-Auflagen verwenden: Je ein Stofftaschentuch damit tränken, auswringen und auf die Augen legen.

Erschöpfung

Hinter Erschöpfung kann eine Erkrankung stehen, häufiger ist sie jedoch die Folge von Überanstrengung oder anhaltender seelischer Belastung.

Wie Holunder hilft

Holunder wirkt regenerierend bei körperlicher und seelischer Erschöpfung und schenkt neue Kraft.

Was Sie tun können

- Zusätzlich zur ärztlich verordneten Therapie: Machen Sie eine Holunderkur (s. S. 46).
- Gönnen Sie sich regelmäßig Massagen mit Holunderblüten-Massageöl (aus der Apotheke).

Müdigkeit

Unter anderem Folge von Schlafmangel, Überanstrengung oder Abwehrschwäche.

Wie Holunder hilft
S. → Erschöpfung, S. 92

Was Sie tun können
S. → Erschöpfung, S. 92

Abnehmen

Der Holunder ersetzt keine Diät, kann diese aber unterstützen. Trinken Sie 1 x täglich ein großes Glas Holundersaft.
Oder kochen Sie 1–2 EL Holunderwurzel zusammen mit $^1/_2$ l Weißwein $^1/_2$ Stunde lang. Trinken Sie davon morgens und abends je $^1/_2$ Glas. Der Flüssigkeitsstoffwechsel wird dadurch normalisiert.
Achtung: Bitte genau die Dosierung beachten, sonst drohen Magen-Darm-Beschwerden!

Alternativ können Sie als Unterstützung einer Diät diese Teemischung versuchen:

Je 1 Teil
Ackerschachtelhalm
Hirtentäschel
Holunderblüten
Melisse oder Brennnessel
Spitzwegerich

Brühen Sie mit 1 gehäuften TL dieser Mischung eine Tasse Tee auf. Lassen Sie den Tee 10 Minuten ziehen, dann abseihen. Nach Belieben mit Honig süßen. 3 x täglich eine Tasse trinken.

Blutreinigung

In der Naturheilkunde Entschlackung des Blutes mit Hilfe von Pflanzen. Wird u.a. eingesetzt bei Rheuma.

Wie Holunder hilft

Holunder wirkt allgemein Ausscheidungen fördernd.

Was Sie tun können

- Trinken Sie regelmäßig Holunderblütentee (s. S. 47).
- Machen Sie regelmäßig eine Holunderkur (s. S. 46).

Entgiftung und Entschlackung

Sammelbegriffe für Maßnahmen, die dem Körper helfen sollen, vermehrt Stoffwechselprodukte auszuscheiden.

Wie Holunder hilft

Holunder wirkt entwässernd und allgemein Ausscheidungen fördernd.

Was Sie tun können

S. → Blutreinigung (oben auf dieser Seite)

- Eine Frühjahrskur mit Holunder nach Dr. Kneipp machen

Diese Kur wirkt reinigend und kräftigend auf den gesamten Organismus. Sie hilft Schlacken auszuscheiden und fördert die Tätigkeit der einzelnen Organe.

Kneipp schrieb dazu: »Zur Frühlingszeit sucht die kräftige Natur manche Stoffe, die sich den Winter über angesammelt haben, zu entfernen. Angegangen werden soll gegen die sogenannten »Frühlingskrankheiten«. Wer Säfte und Blut reinigen und verlegene Stoffe in leichter und natürlicher Weise ausscheiden will, der nehme 6 bis 8 Blätter des Holunderbaumes, schneide sie klein wie man Tabak schneidet, und lasse den Tee etwa 10 Minuten lang sieden! Dann nehme er in der ganzen Kurzeit täglich morgens nüchtern eine Tasse solchen Tee, eine Stunde später sein Frühstück. Wahrhaftig, eine solche Kur entzieht überschüssiges Gewebewasser und treibt es durch die Nieren aus!«

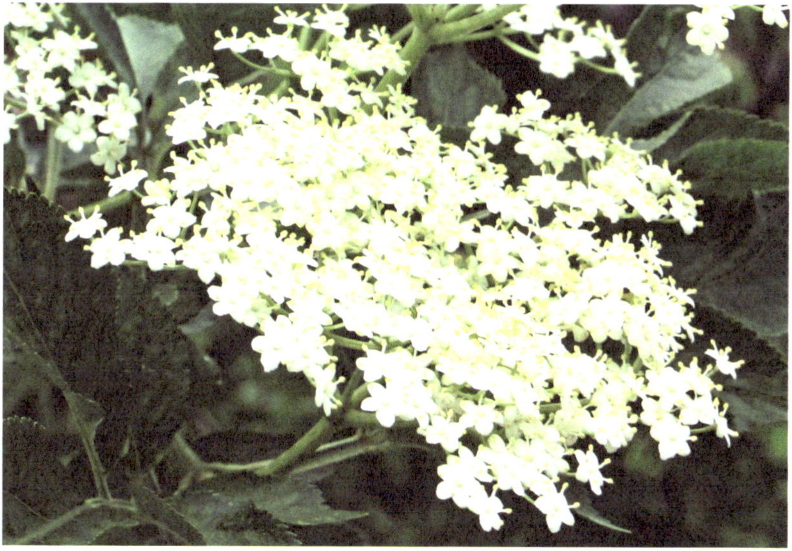

Holunder für die Haut

Der Holunder eignet sich auch hervorragend zur Hautpflege. Holunderblüten wirken entzündungshemmend, klären, glätten und beruhigen die Haut. Sie regen die Durchblutung besonders bei reifer Haut an, tragen dazu bei, den Säureschutzmantel zu erhalten, lindern bei trockener, rauer, schmerzender Haut und können Hautflecken verringern. Holunderanwendungen zur täglichen Hautpflege finden Sie am Ende dieses Kapitels.

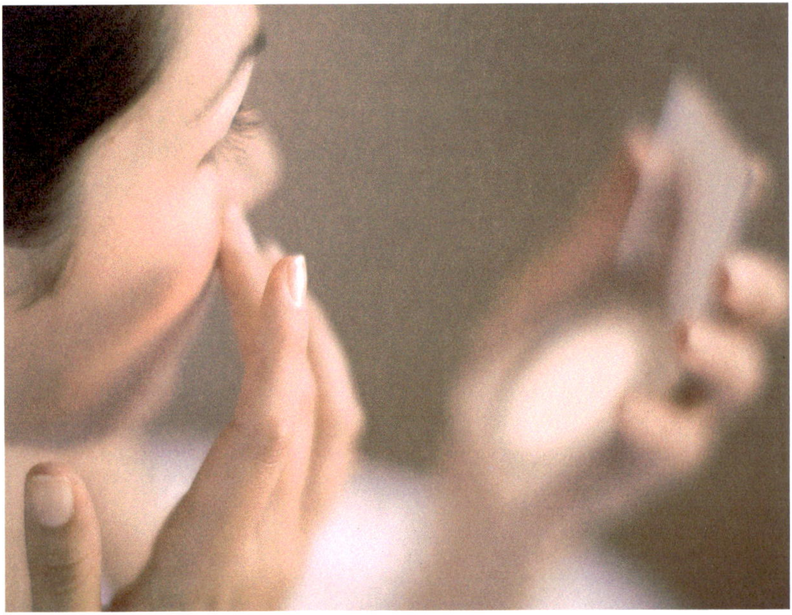

▲ Holunder eignet sich auch hervorragend zur Hautpflege.

Akne

Eine entzündliche Erkrankung der Talgdrüsen und Haarfollikel. Akne ist eine hormonbedingte, insbesondere von den männlichen Geschlechtshormonen abhängige Erkrankung. Sie tritt vermehrt dann auf, wenn sich die Hormonwerte im Körper verändern, wie z.B. in der Pubertät, während des weiblichen Zyklus und in der Schwangerschaft.

Wie Holunder hilft

Er wirkt gegen Viren und Bakterien, desinfiziert, lindert Entzündungen, glättet und beruhigt die Haut, fördert die Selbstheilung und wirkt leicht adstringierend.

Unterstützend zu einer Aknebehandlung kann er dazu beitragen, das Hautbild langfristig zu verbessern.

Was Sie tun können

Verwenden Sie selbst hergestelltes Holunderblütenwasser zur Gesichtsreinigung. Sie benötigen dazu 400 g frisch gepflückte Holunderblüten, 1 l stilles Mineralwasser und den Saft von 2 ungespritzten Zitronen. Schütteln Sie die Holunderblüten gut aus, brausen Sie sie vorsichtig ab und entstielen Sie sie. Die Blüten geben Sie zusammen mit dem Mineralwasser in einen Topf und lassen sie kurz aufkochen, dann ca. 3 Minuten köcheln. Nehmen Sie anschließend den Topf vom Herd und lassen Sie das Ganze über Nacht ziehen. Am anderen Morgen seihen Sie ab und füllen das Gesichtswasser in eine sauber gespülte dunkle Glasflasche, die Sie nach dem Benutzen immer wieder gut verschließen sollten. Bewahren Sie die Flasche im Kühlschrank auf.

Für ein Gesichtsdampfbad kochen Sie $^{1}/_{8}$ l des Holunderblütenwassers kurz auf. Dauer des Dampfbades ca. 20 Minuten.
Sie können auch Holunderblütentee oder -essig zum Abtupfen der Haut nach der Reinigung verwenden.

Cellulite

Besser bekannt als Orangenhaut. Tritt fast nur bei Frauen auf, weil deren Bindegewebe nicht so fest ist wie das von Männern. Zeigt sich in Form von Dellen in der Haut, vorwiegend an Oberschenkeln, Oberarmen, am Gesäß und an den Hüften.

Wie Holunder hilft
Das im Holunder reichlich enthaltene Vitamin C stärkt das Bindegewebe.

Was Sie tun können
- Machen Sie eine Holunderkur (s. S. 46).
- Massieren Sie die betroffenen Stellen mit Holundermassageöl aus der Apotheke.

Falten

Anzeichen der Hautalterung. Diese wird um das 30. Lebensjahr in Form von kleinen Falten sichtbar, beginnt aber schon früher.

Wie Holunder hilft
Der Holunder ist bekannt für seine glättende und harmonisierende Wirkung auf die Haut.

Was Sie tun können
In der Apotheke oder der Drogerie finden Sie zahlreiche Kosmetika, die Holunder enthalten und zur Glättung der Haut beitragen.

Sommersprossen

Pigmentablagerungen in der Haut, die besonders unter Einfluss von Sonnenlicht entstehen. Sommersprossen finden sich am häufigsten bei Menschen mit heller Haut sowie blonden oder rötlichen Haaren.

Wie Holunder hilft
Holunder kann Sommersprossen auf Dauer verblassen lassen.

Was Sie tun können
Auf der Webseite *www.hexenkueche.de* findet sich folgendes Rezept aus Großmutters Zeiten:

Holunderblütengesichtswasser	2 l Wasser
1 Handvoll Holunderblüten	50 g Alkohol (90%)

Man füllt ein großes hitzeunempfindliches Gefäß mit den Holunderblüten, von denen man vorher die Stiele entfernt hat, und presst die Blüten zusammen. Hierüber gießt man das kochende Wasser. Sobald die Flüssigkeit etwas abgekühlt ist, gibt man den Alkohol dazu. Das Gefäß deckt man nun mit einem Tuch ab und stellt es für ein paar Stunden an einen warmen Ort. Anschließend lässt man die Mischung vollständig abkühlen, seiht sie durch und füllt sie in Flaschen ab. Flaschen gut verschließen.

Hautpflege

Holunderblütenöl

Wohltuend bei gereizter, trockener und rauer Haut:
Schneiden Sie 5 Dolden frischer Holunderblüten ab und geben Sie diese mit 500 ml Olivenöl in einen Topf; 2 Minuten, also nur kurz, erwärmen, dann die Dolden absieben und das Öl abkühlen lassen.
Dieses Öl eignet sich auch als Salbengrundlage und kann mit Bienenwachs eingedickt werden.

Auf der Webseite *www.naturdetektive.de* des Bundesamtes für Naturschutz (BfN) finden sich folgende Holunder-Anwendungen zur Hautpflege:

Holunderblüten-Bad

Lassen Sie 100 g frische Blüten 4 Stunden lang in $^1/_3$ Liter Milch ziehen. Seihen Sie die Blüten ab und gießen Sie die Milch ins Badewasser.
Wenn Sie im Winter ein wärmendes Bad brauchen, nehmen Sie 50 g getrocknete Holunderblüten, übergießen sie mit $^1/_3$ Liter kochendem Wasser und lassen Sie diese Mischung $^1/_2$ Stunde zugedeckt ziehen. Dann wieder abseihen, noch $^1/_3$ Liter Milch zugeben und alles mit dem Badewasser gut vermengen.

Holunderblütencreme

Diese Creme ist, genau wie das Bad, sehr mild und macht die Haut glatt und weich.

2 gestrichene EL getrocknete Holunderblüten
150 ml süßes Mandelöl
4 TL Lanolin
1 TL Honig

Das Mandelöl und das Lanolin werden im Wasserbad erwärmt. Am besten nimmt man eine Tasse oder eine Schale und stellt sie in einen mit Wasser gefüllten Topf, der auf dem Herd erhitzt wird. Dann die Holunderblüten dazugeben und die Mischung weiter im Wasserbad bei schwacher Hitze ungefähr 30 Minuten lang köcheln. Anschließend die Blüten abseihen und den Honig hineinrühren.

Noch ein Tipp:
Holunderblütencreme eignet sich auch sehr gut zur Behandlung von Narben.

Der besondere Tipp:
Eine ausgefallene Geschenkidee sind Badesäckchen mit Holunder. So werden sie angefertigt: Aus einem Stück Stoff 2 Vierecke (zum Beispiel 14 cm lang und 9 cm breit) ausschneiden. Diese mit der Vorderseite aufeinanderlegen, am Rand an 3 Seiten fest zusammennähen und dann das Äußere nach innen drehen, damit man die Naht nicht mehr sieht. Nun je nach Größe des Säckchens 1–3 EL getrocknete Holunderblüten und die doppelte Menge Trockenmilchpulver hinzugeben und das Ganze in den Beutel füllen. Mit einem bunten Band zubinden.

Erste Hilfe mit Holunder

Insektenstiche

Ein Stich von einer Biene oder Wespe hinterlässt eine schmerzende Schwellung oder Rötung. Außerdem besteht die Gefahr eines allergischen Schocks.

Wie Holunder hilft

Holunder wirkt schmerzstillend und entzündungshemmend.

Was Sie tun können

Wenn eine Biene oder eine Wespe Sie gestochen hat und ein Holunderbaum in der Nähe ist, zerkauen Sie ein paar frische Holunderblätter und legen Sie sie auf die betroffene Stelle.

Prellungen

Bei einer Prellung kommt es zu einer Schädigung eines Organs oder eines Körperteils durch äußere Einwirkung ohne eine sichtbare Verletzung der Haut.

Wie Holunder hilft

Holunder wirkt abschwellend und beruhigend.

Was Sie tun können

Legen Sie eine Holunder-Kompresse (s. S. 48) auf die betroffene Stelle.

Quetschungen

Bei einer Quetschung ist im Gegensatz zur Prellung das Körpergewebe betroffen.

Wie Holunder hilft

Holunder wirkt abschwellend und beruhigend.

Was Sie tun können

S. → Prellungen, S. 102

Sonnenbrand

Ein Sonnenbrand verursacht eine entzündliche Rötung der Haut, bei stärkeren Verbrennungen auch Blasen und Fieber.

Wie Holunder hilft

Holunder wirkt entzündungshemmend und beruhigend auf die gereizte Haut.

Was Sie tun können

- Nehmen Sie ein lauwarmes Holunderblüten-Bad (s. S. 46). Die schmerzlindernde Wirkung lässt sich durch die Zugabe von je 1/2 l Kefir oder Buttermilch noch erhöhen.
- Sie können auch zerriebene Holunderblätter auf die schmerzenden Stellen legen.

Tipp:
Wenn der Sonnenbrand abheilt und die Haut sich schuppt, ist eine Pflege mit Holunderöl sehr wohltuend.
Wenn Sie es selber herstellen wollen, schneiden Sie dazu 5 Dolden frischer Holunderblüten ab und geben Sie diese mit 500 ml Olivenöl in einen Topf. Das Ganze wird für 2 Minuten erwärmt. Seihen Sie dann die Dolden ab und lassen Sie die Mischung abkühlen.

Verbrennungen

Man unterscheidet vier Stadien von Verbrennungen. Lediglich eine Verbrennung ersten Grades können Sie selbst behandeln. Alle anderen gehören in ärztliche Behandlung.

Wie Holunder hilft
S. → Sonnenbrand (S. 103)

Was Sie tun können
S. → Sonnenbrand (S. 103)

Verstauchung

Entsteht durch Umknicken oder Überdrehen. Die betroffene Stelle schwillt an, häufig zeigt sich ein Bluterguss.

Wie Holunder hilft
Holunder wirkt abschwellend, schmerzstillend und beruhigend.

Was Sie tun können

Legen Sie eine Holunder-Kompresse (s. S. 48) auf die betroffene Stelle.

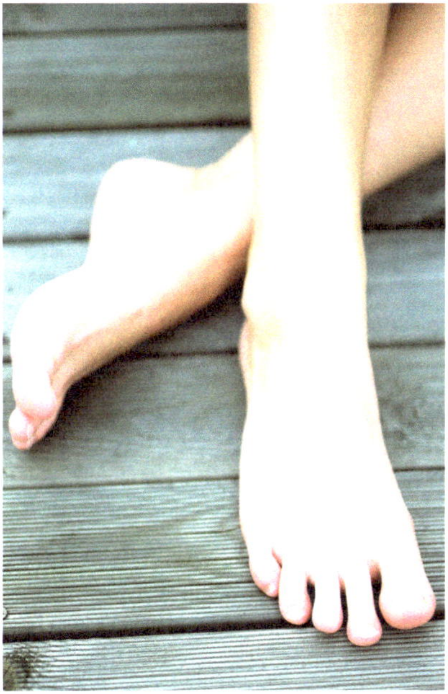

Wunden, kleine

Am häufigsten handelt es sich dabei um Schnitt- oder Schürfwunden.

Wie Holunder hilft

Holunder wirkt entzündungshemmend, schmerzstillend und beruhigend. Die im Holunder enthaltenen Gerbstoffe fördern die Wundheilung.

Was Sie tun können

Betupfen Sie die Wunde mehrmals täglich mit Holunderblütentee (s. S. 47).

▲ *Bei Verstauchungen hilft auch eine Holunderkompresse.*

Extrateil

Rezepte

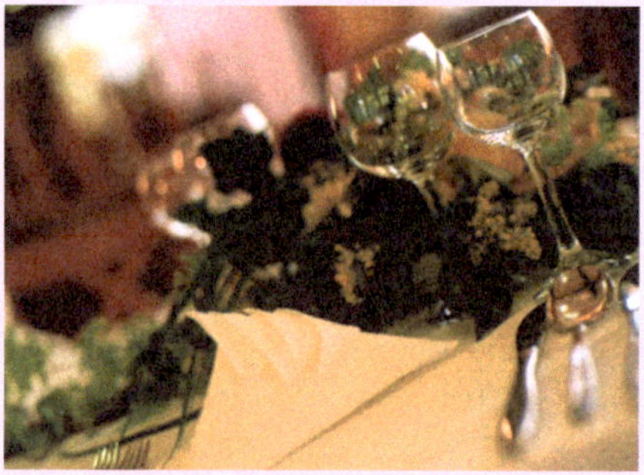

Rezepte mit Holunder

Verzeichnis

Vorspeisen

Hauptgerichte

Essig- und Ölzubereitungen

Desserts

Backwaren

Brot

Kuchen/Torten

Gebäck

Gelees/Konfitüren/Marmeladen

Getränke

Wasser und Tee

Milch- und Joghurtdrinks

Saft/Limonade/Sirup

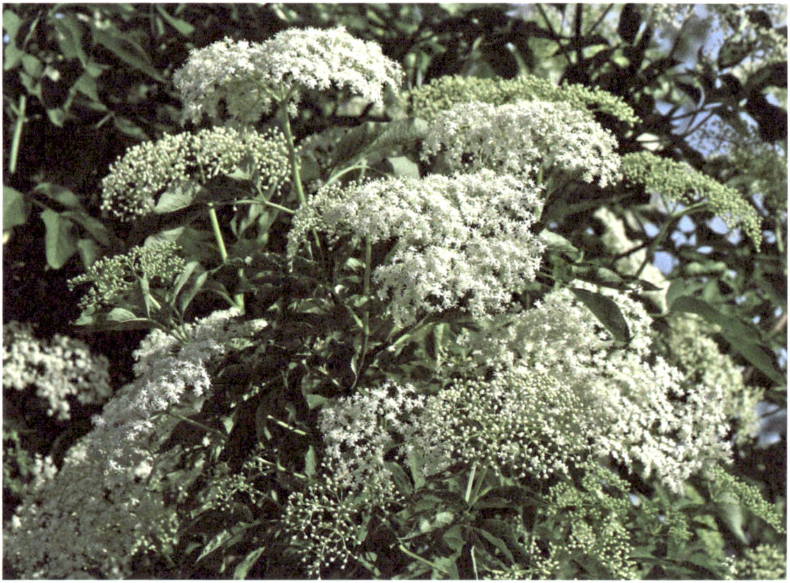

Einführung

Liebe Leserin, lieber Leser,
sicher kennen Sie aus Ihrer eigenen Kindheit noch den Holundersaft oder -tee, der von der Mutter oder der Oma bei Erkältung und Husten zubereitet wurde. Vielleicht tauchen Sie für Ihre Kinder auch Holunderdolden in Pfannkuchenteig, so wie Sie es als Kind gegessen haben. Und Marmeladen aus Holunder und anderen Früchten gehören ja ohnehin zu den Klassikern.

Darüber hinaus gibt es noch eine Vielzahl an leckeren Holunderzubereitungen. Im nachfolgenden Rezeptteil finden Sie Altbekanntes und Ungewohntes zum Ausprobieren.

Vielleicht bereiten Sie ein Holunderblütendressing für Ihren Salat zu oder versuchen sich an einer kleinen Delikatesse, dem geeisten Holunderblütensüppchen.

Wer gern Fleisch isst, findet ebenfalls Vorschläge, diese Gerichte mit Holunderzubereitungen zu verfeinern.

Auch kleine schnelle Gerichte wie das Omelette bekommen einen besonderen Pfiff, wenn Sie sie mit Holunder zubereiten.

Backwaren mit Holunder sind Ihnen sicher geläufig, auch hier finden Sie zahlreiche Rezepte. Besonders ans Herz legen möchte ich Ihnen die Desserts mit Holunder. Nicht nur Ihre Kinder werden sie mögen.

Am Schluss des Rezeptteils finden Sie Getränkerezepte mit Holunder. An der perfekten Zubereitung von Holunderblütensekt, so hieß es früher, erkennt man die perfekte Hausfrau … Na dann!

Ich wünsche Ihnen viel Freude beim Ausprobieren der Rezepte!

Die folgenden Rezepte sind, wenn nicht anders angegeben, für 4 Personen bemessen.

Vorspeisen

Salate

Sommersalat an Holunderblütendressing

Für 8 Portionen

1 gr. Kopfsalat
1 kl. Netzmelone
1 kl. Cavaillon-Melone
1 Handvoll Walderdbeeren, geputzt

Dressing:
3 EL Holunderblütenessig
5 El Distelöl
2 EL Naturjoghurt
Salz
schwarzer Pfeffer
1 Bd. Kerbel

Vom Kopfsalat die äußeren grünen Blätter entfernen. Kopf mit dem Strunk in 8 Teile schneiden, sorgfältig waschen und leicht ausschwingen. Strunk wegschneiden und die Blätter auf Teller verteilen.
Die Melonen halbieren, das Kerngehäuse mit einem Esslöffel aushöhlen und Kugeln ausstechen. Die Melonenkugeln und die Walderdbeeren über den Salat verteilen.
Die Zutaten für das Dressing gut vermischen und über den Kopfsalat träufeln. Zuletzt über die Melonen und Beeren etwas schwarzen Pfeffer und die ausgezupften Kerbelblättchen geben.

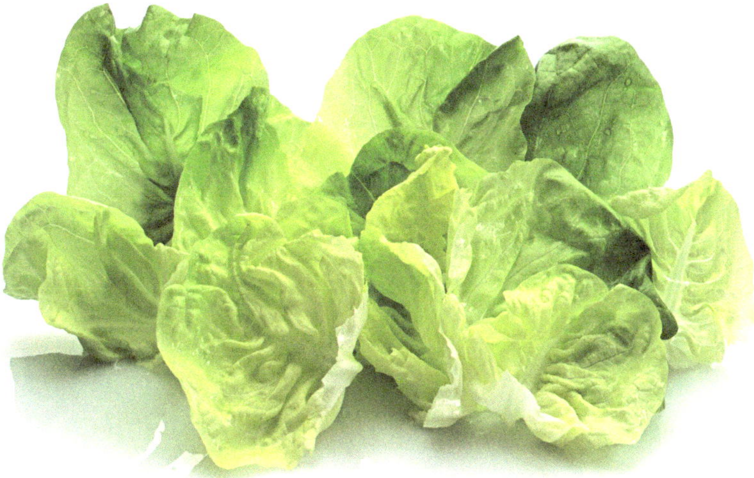

Suppen

Geeistes Holunderblütensüppchen – das besondere Rezept

10 voll erblühte Holunderdolden
ca. 20 g Speisestärke
650 g Zucker
15 g gepresster Limettensaft
50 g Holunderblüten (abgezupft von den Dolden)
200 g Grauer Burgunder

Die Holunderblüten möglichst an einem heißen Tag pflücken. In einem großen Topf, knapp mit 2 l kaltem Wasser bedeckt, 24 Stunden ziehen lassen. Durch ein feines Tuch gießen. Speisestärke mit 200 ml des Holun-

▲ *Zu Kopfsalat passt ein Holunderblütendressing sehr gut.*

dersudes anrühren. Die restlichen Zutaten außer dem Wein zum Kochen bringen. Angerührte Speisestärke unterrühren und so lange kochen lassen, bis die Stärke durchsichtig klar ist. Den heißen Sud über die Holunderblüten geben und den Grauen Burgunder dazugießen. Erkalten lassen und gut kühl stellen. In geeisten Suppentellern anrichten.

Holundersuppe mit Grießklößchen

1 kg Holunderbeeren, gewaschen und entstielt
3 EL Zucker
2 EL Grieß
2 EL Orangensirup

Klößchen:
1/8 l Milch
1 TL Butter
Salz
50 g Grieß
1 Ei

Die Holunderbeeren mit 1 l Wasser 10 Minuten kochen lassen, durch ein Sieb streichen, nochmals aufkochen lassen, den Zucker zugeben, den Grieß einstreuen, ausquellen lassen (die Suppe soll leicht sämig sein), mit Orangensirup abschmecken.
Milch und Butter mit 1 Prise Salz zum Kochen bringen, den Grieß einstreuen und so lange rühren, bis sich die Grießmasse vom Boden löst. Das Ei unter die leicht abgekühlte Grießmasse mischen, mit dem Teelöffel ovale Klößchen abstechen und in leicht gesalzenem Wasser gar ziehen lassen. Die Klößchen als Einlage in die Suppe geben.
Diese Suppe können Sie heiß oder kalt servieren.

Melonensuppe mit Holunderblütenmousse

400 g Holunderblütensirup
Saft von 1 Zitrone
1 Glas Sekt
4 Blatt Gelatine
2 Eiweiß
30 g Zucker
300 g geschlagene Sahne
1 Netzmelone
1 Schuss Orangen- oder Passionsfruchtsaft
1 Schuss Moscato (Wein)
Melonenbällchen und Himbeeren zum Garnieren
75 g Joghurt oder Sauerrahm
4 Dolden Holunderblüten
Pfannkuchenteig
Butterschmalz

Holunderblütensirup mit Zitronensaft und Sekt abschmecken. Die Gelatine in kaltem Wasser einweichen, ausdrücken und in der leicht erwärmten Flüssigkeit auflösen. Kalt stellen, bis die Masse leicht zu gelieren beginnt. Eiweiße mit Zucker steif schlagen und zusammen mit der geschlagenen Sahne unter die gelierende Masse heben. In tiefe Teller einfüllen und kalt stellen. Aus der Melone einige Kugeln ausstechen und den Rest mit dem Mixer pürieren. Mit Orangen- oder Passionsfruchtsaft abschmecken. Zum Schluss noch einen Schuss Moscato zur Abrundung dazu. Die Melonensuppe über die Mousse gießen und mit den Früchten und dem Sauerrahm servieren. Holunderblüten in Pfannkuchenteig eintauchen und in Butterschmalz ausbacken.

Hauptgerichte

Fleisch

- Ente

Gebratene Wildente mit Holunderbeerensauce

4 Stockenten, gerupft und ausgenommen, Schenkel abgetrennt
1 Möhre, geputzt und gewürfelt
1 Stange Sellerie, gewürfelt
1 Zwiebel oder 2 Schalotten, geschält und gewürfelt
40 g Butter
300 ml Rotwein
100 g Holunderbeeren
Salz
Pfeffer

Für die Sauce Entenschenkel abschneiden. Das Gemüse in 25 g Butter in einer mittelgroßen Pfanne andünsten, dann Entenschenkel hineinlegen. Sobald diese Farbe angenommen haben, den Wein angießen und das Ganze mit Wasser bedecken. 2–3 Stunden sanft köcheln.
Knochen entfernen. Flüssigkeit, Fleisch und Gemüse durch ein Sieb streichen.
Backrohr auf 220 °C (Gas Stufe 7) vorheizen. Entenbrüste unausgelöst 15–20 Minuten braten, herausnehmen und 10 Minuten warm stellen.
Holunderbeeren und restliche Butter zur Sauce hinzugeben und mit Salz und Pfeffer abschmecken. Leicht erwärmen, bis der Saft der Beeren auszutreten beginnt.
Vor dem Servieren die Entenbrüste auslösen und auf vorgewärmten Tellern anrichten. Mit der fertigen Sauce übergießen.

Roulade von der Wildentenbrust auf Holundersauce

125 g Mehl
160 g Butter
3 Eier
500 g Kartoffeln
4 Strudelteigblätter
1 Mangold
3 EL Bechamelsauce (auch als Fertigsauce)
4 Wildentenbrüste
200 g Geflügelfarce (120 g Hähnchenfleisch in angefrorenem Zustand vermischt mit 80 g sehr kalter, flüssiger Sahne)
100 g Sahne
200 ml Holunderbeersaft

Als Erstes einen Brandteig zubereiten: Das Mehl in 250 ml kochendes Wasser und 60 g Butter einrühren. Wenn die Masse nicht mehr nass, sondern nur noch feucht ist, in eine Schüssel geben und mit den drei Eiern vermischen. Anschließend mit gekochten und durch die Presse gedrückten Kartoffeln vermischen. Die Masse auf 4 quadratisch (20 x 20 cm) zurechtgeschnittene Strudelteigblätter geben, zu Säckchen formen und frittieren.
Den Mangold blanchieren und in eiskaltem Wasser abschrecken. Die Stängel klein schneiden und mit der Bechamelsauce vermischen. 4 Mangoldblätter damit füllen, zu Päckchen formen und in etwas Wasser und Butter kurz gar ziehen lassen.
Die Haut von den Wildentenbrüsten abziehen, das Fleisch aufschneiden, aufklappen und mit der Geflügelfarce bestreichen. Zusammenrollen, von außen ebenfalls mit Farce bestreichen und mit Mangoldblättern belegen. In Alufolie einwickeln, in der Pfanne anbraten und im Ofen bei 200 °C ca. 10 Minuten weitergaren. Den mit Sahne und restlicher Butter eingedickten Holunderbeersaft erwärmen.

• Hase

Hasenrücken mit Holunderbeersauce

500 g Möhren
1 Zwiebel
4 Hasenrückenfilets (ca. 600 g)
Salz
Pfeffer aus der Mühle
40 g Butterschmalz
150 ml trockener Weißwein
2 EL Holunderbeergelee
100 g Schlagsahne
1 EL dunkler Saucenbinder
1 TL Zucker
2 EL Petersilienblätter

Möhren waschen, putzen, 100 g davon würfeln, den Rest mit dem Schnitzelwerk fein raspeln. Zwiebel pellen, würfeln. Fleisch salzen und pfeffern, in 20 g heißem Butterschmalz 12–15 Minuten braten, aus der Pfanne nehmen und warm stellen. Möhren- und Zwiebelwürfel im Bratfett dünsten, salzen und pfeffern. Je 100 ml Wein und Wasser zugießen, offen 5 Minuten einkochen, durch ein Sieb gießen.

Holunderbeergelee darin auflösen, Sahne zugießen und mit dem Saucenbindemittel aufkochen. Inzwischen Möhrenraspel im restlichen Fett andünsten, mit Salz und Zucker würzen, mit dem restlichen Wein zugedeckt 5 Minuten garen, mit Petersilie bestreuen. Fleisch in Scheiben mit Möhren und Sauce servieren. Dazu schmeckt ein Kartoffelgratin.

• Rind

Ochsenfilet mit Holundersauce und Gemüsenudeln

500 g Ochsenschwanz, in Stücken
3 EL Butterschmalz
1 EL Mehl zum Bestäuben
3 Zwiebeln, gewürfelt
2 EL Tomatenmark
1/2 l Holundersaft
Salz
Pfeffer aus der Mühle
1/2 TL Thymianblättchen
1/2 TL Rosmarinnadeln
2 Scheiben Schwarzbrot
4 EL weiche Butter
1 EL Kräuter, gehackt (z.B. Thymian, Rosmarin, Petersilie, Majoran)
2 Möhren, geputzt, längs in hauchdünne Streifen geschnitten
2 EL Zucker
Muskatnuss, frisch gerieben
4 Scheiben Ochsenfilets à 180 g
Senf zum Bestreichen

Ochsenschwanz in 2 EL Butterschmalz anbraten, mit Mehl bestäuben, Zwiebelwürfel und Tomatenmark zugeben, mit etwas Holundersaft ablöschen, zugedeckt 30 Minuten kräftig schmoren. Zwischendurch immer wieder mit etwas Holundersaft ablöschen.
Durch ein Sieb geben. Die Flüssigkeit reduzieren und mit Salz und Pfeffer abschmecken. Thymianblättchen und Rosmarin zugeben.
Schwarzbrot klein würfeln, in einer beschichteten Pfanne ohne Fett rösten. Die Schwarzbrotbrösel mit 2 EL Butter und den Kräutern mischen. Die Möhrenstreifen 3 Minuten in leichtem Salzwasser blanchieren. In 2 beschichteten Pfannen je 1 EL Butter mit 1 EL Zucker schmelzen, die Möhrenstreifen (»Gemüsenudeln«) hineingeben, mit Salz, Pfeffer und Muskat würzen und bissfest dünsten.
Das restliche Butterschmalz in einer beschichteten Pfanne heiß werden

lassen und die Filets darin von jeder Seite 3 Minuten braten. Leicht abkühlen lassen. Die Oberseite dünn mit Senf bestreichen, die Schwarzbrotmasse darauf verteilen und kurz unter dem Grill überkrusten. Die Filets auf Teller geben, mit Holundersauce umgießen. Gemüsenudeln mit einer Gabel zu Häufchen gedreht dazulegen.

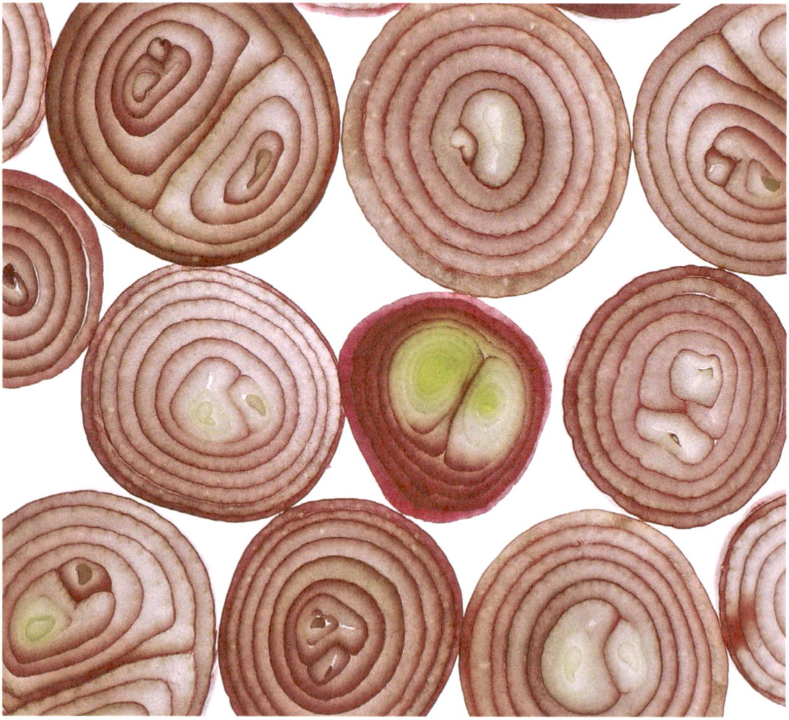

▲ *Zwiebeln dürfen auch beim Ochsenfilet mit Holundersauce nicht fehlen.*

Rinderfilet mit Holundersauce

720 g Rinderfilet
Salz
Pfeffer
2 EL Butterschmalz
1 EL Butter
2 EL Rotweinessig
5 EL trockener Rotwein
200 g Holunderbeeren aus dem Glas
5 EL Brühe
30 g Butter, gut gekühlt

Rinderfilets salzen und pfeffern, in heißem Butterschmalz bei starker Hitze beidseitig braten, bis eine braune Kruste entsteht. Das Bratfett weggießen, Butter zufügen, Temperatur herunterschalten und weitergaren (blutig: 6 Minuten; rosa: 8 Minuten; durch: 10 Minuten). Filets aus der Pfanne nehmen und warm halten.

Bratfett weggießen, Bratensatz mit Essig ablöschen, zum Kochen bringen. Rotwein dazugießen und sirupartig einkochen lassen. Holunderbeeren mit dem Saft und die Brühe dazugeben, auf die Hälfte einkochen.

Sauce pürieren und durch ein Haarsieb gießen. Kalte Butter nach und nach in die Sauce rühren.

Rinderfilets auf vorgewärmte Teller geben, mit Sauce begießen. Sofort servieren.

• Schwein

Holunder-Kasseler mit Esskastanien und Pflaumen

Für 8 Portionen

1,2 kg Kasseler
4 Wacholderbeeren
Salz
Pfeffer
250 g Schalotten
Fett zum Anbraten
250 ml Holundersaft
250 ml Brühe
100 g Backpflaumen
200 g Kastanien, ganz und vorgegart

Kasseler abspülen und trockentupfen. Wacholderbeeren zerdrücken und den Kasseler mit Wacholderbeeren, Salz und Pfeffer einreiben. Schalotten schälen, halbieren oder achteln.

In einem Bräter Fett erhitzen und die Schalotten anbraten. Kasseler zugeben und mit Holundersaft und Brühe ablöschen. Bei mittlerer Hitze und geschlossenem Deckel ca. 45 Minuten schmoren lassen, dabei einmal wenden. Etwa 20 Minuten vor Ende die Pflaumen und Kastanien zugeben und mitschmoren. Schmeckt warm und kalt.

Schwäbisch-Hällische Sauhaxenscheibe aus der Holunderbeize mit Erbsenpüree und Kräuterstroh

Haxen und Sauce:
8 Schwäbisch-Hällische Sauhaxenscheiben
1/2 l Holundersaft
1/2 l Rotwein
1/8 l Holunderessig oder anderer Obstessig aus dunklen Früchten

je 1 TL zerstoßener Wacholder, Nelke, Pfeffer und Lorbeer
2 EL Sojasauce
3 EL Schweineschmalz oder Öl
200 g Röstgemüse (Zwiebel, Sellerie, Möhre)
50 g Tomatenmark
3 EL Holunderbeeren
5 eingelegte grüne Pfefferkörner, zerdrückt
Kümmel, Koriander, Nelken und Kardamom, gemahlen
1 EL Mondamin
1 EL Butter, flüssig

Erbsenpüree:
500 g frische Erbsen (oder TK)
2 EL Butter
Salz
Muskat, Pfeffer
100 g Crème fraîche
1 TL Pfefferminzgelee oder frische Minze
50 g Sahne

Garnitur:
Wild- oder Gartenkräuter
Butterschmalz zum Frittieren
etwas Wurzelgemüse nach Saison
Butter zum Schwenken

Die Haxen beim Kauf 3–4 cm dick schneiden lassen. In eine Edelstahlschüssel geben. Holundersaft, Rotwein, Essig, Gewürze und Sojasauce aufkochen und diesen Sud nach dem Abkühlen über die Haxenscheiben gießen, sodass alle Scheiben bedeckt sind. Ca. eine Woche marinieren, jeden 2. Tag wenden.

Die Haxen dem Sud entnehmen und trockentupfen. In heißem Fett von beiden Seiten anbraten, aber nicht zu dunkel. Das geputzte und grob zerkleinerte Röstgemüse zugeben und weiterbraten. Das Tomatenmark zufügen, noch kurz rösten und mit dem Sud ablöschen. In diesem Fond im Ofen bei 160 °C die Haxenscheiben 1,5 Stunden langsam weich schmoren. Darauf achten, dass der Fond nicht einbrennt. Gegebenenfalls mit

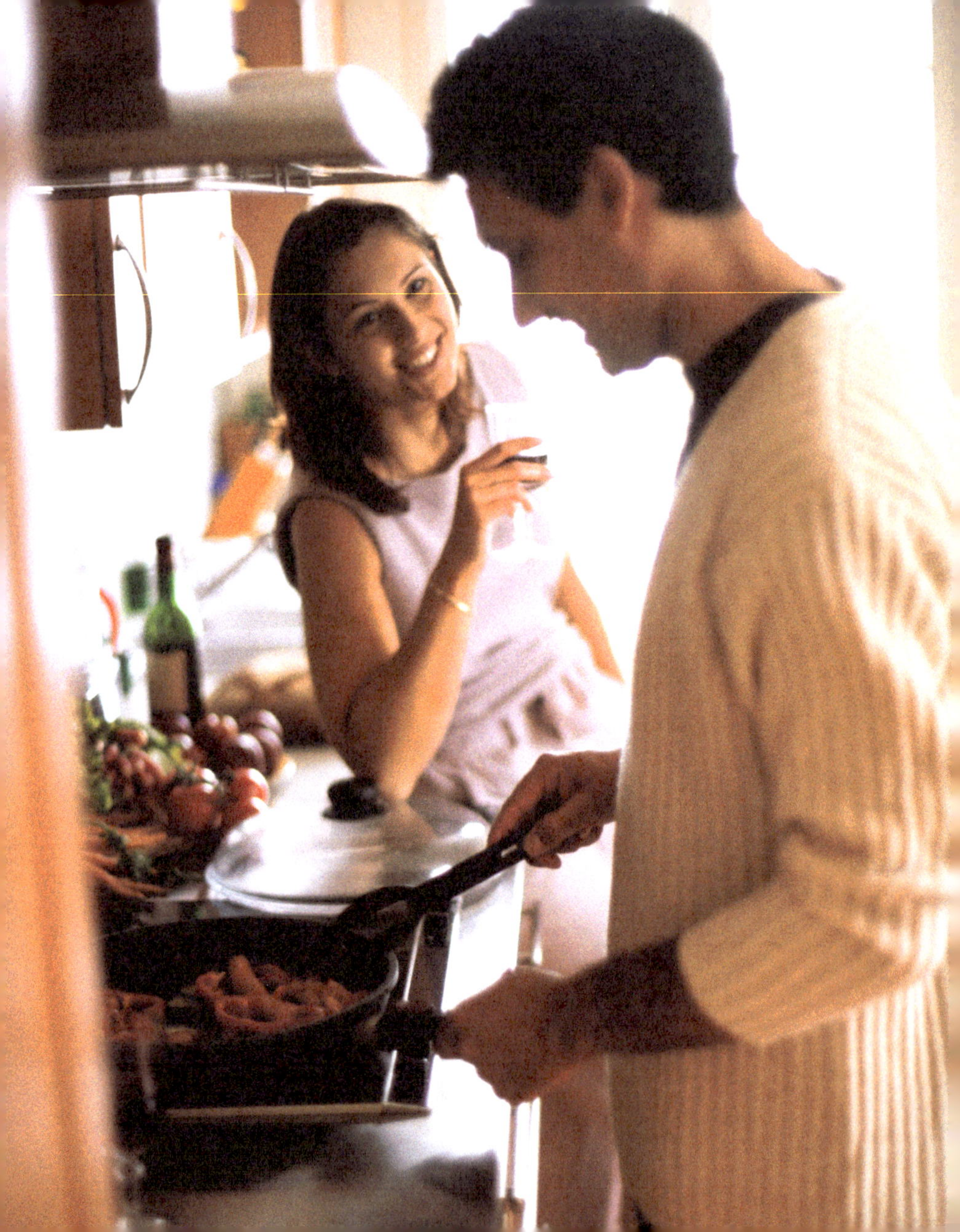

etwas Rotwein nachlöschen. Wenn die Haxenscheiben weich sind, entnehmen und gut abgedeckt warm stellen.
Den Fond passieren, Holunderbeeren und Pfefferkörner zufügen und mit den gemahlenen Gewürzen abschmecken. Die kräftige Sauce mit angerührter Stärke ganz leicht abbinden. Vor dem Servieren die Haxenscheiben mit etwas Butter beträufeln und im heißen Ofen erhitzen, bis sie knusprig sind.
Für das Erbsenpüree die Erbsen in Salzwasser blanchieren, abschrecken, mit Butter, Salz, Muskat und Pfeffer kurz andünsten. Crème fraîche und Minzgelée zufügen und die abgeschmeckten Erbsen mit dem Mixstab grob pürieren. Erst kurz vor dem Servieren die geschlagene Sahne unterheben.
Für die Garnitur Wild- oder Gartenkräuter nach Wahl kurz in Butterschmalz frittieren, auf Küchenpapier abtropfen lassen und ganz leicht salzen und pfeffern (»Kräuterstroh«). Je nach Saison einige Sellerie- oder Petersilienwurzeln oder weiße Rübchen kurz blanchieren und in Butter schwenken.
Die Haxenscheiben mit der Sauce auf Teller geben, das Erbsenpüree dazu anrichten und mit Kräuterstroh und Gemüse garnieren.

• Wild

Rehrücken mit Holunder-Apfel-Sauce

Für 6 Portionen

30 g Steinpilze, getrocknet
400 ml Fond vom Wild
6 Brötchen vom Vortag
300 ml Milch

3 Zwiebeln, fein gewürfelt
2 EL Butter
2 EL Petersilie, gehackt
3 mittelgr. Eier
Salz
Pfeffer

2 kg Rehrücken, küchenfertig
2 EL Öl
300 g Holunderbeeren
1 Apfel
1 EL Zucker
1 1/2 EL Speisestärke

Steinpilze im Wildfond einweichen. Brötchen in dünne Scheiben schneiden. In lauwarmer Milch 20 Minuten ziehen lassen. Die Hälfte der Zwiebeln in 1 EL Butter andünsten. Pilze aus dem Wildfond nehmen, abtropfen und hacken. Wildfond aufheben. Gedünstete Zwiebeln, gehackte Pilze, Petersilie und Eier zur Semmelmasse geben, salzen, pfeffern. Alles mischen und zwölf Knödel formen.
Diese in kochendes Wasser geben und bei mittlerer Hitze 15 Minuten ziehen lassen.
E-Herd auf 175 °C vorheizen.
Rehrücken abbrausen, trockentupfen, würzen. Im Bräter in heißem Öl anbraten. Mit der Fleischseite nach oben im Ofen bei 175 °C 35 Minuten braten.
Holunderbeeren von den Stängeln zupfen, waschen. Apfel schälen, achteln, entkernen, dann quer in Scheiben schneiden. Mit restlichen Zwiebeln in der übrigen Butter andünsten. Holunderbeeren zugeben, kurz mitdünsten. Alles aus der Pfanne nehmen. Wildfond einfüllen, auf die Hälfte einkochen lassen. Früchte-Zwiebeln wieder zufügen, 5 Minuten köcheln. Mit Salz, Pfeffer und Zucker würzen, mit angerührter Speisestärke aufkochen. Fleisch vom Knochen lösen, in Scheiben teilen. Mit Sauce und Knödeln servieren.

Rehrückenmedaillons im Wacholderbackteig mit Holunder-Chutney – das besondere Rezept

1 Rehrückenfilet
Pfeffer

Füllung:
1 Apfel
Saft von 1/2 Zitrone
2 EL Walnusskerne, gehackt
Wacholder aus der Gewürzmühle
3 EL Walnussöl
1 EL Stärkemehl
Pfeffer
1 EL Thymianblättchen

Wacholderbackteig:
4 Eigelb
125 g Mehl
125 g Stärkemehl
80 ml Gin
Salz
250 g Rapsöl zum Ausbacken

Holunder-Chutney:
250 g Holunderbeeren
ca. 1 TL Salz
60 g Zucker
2 EL Honig
1 EL Schalotten, fein gewürfelt
1 EL Knoblauch, fein gehackt
1 EL Ingwer, fein gehackt
Schale von 1 Limette
8 EL weißer Balsamicoessig
Chili, gemahlen
1 EL Stärkemehl
1 EL Koriandergrün, gehackt
Kerbel zum Garnieren

Das Rehrückenfilet von Haut und Sehnen befreien. In ca. 3 cm dicke Scheiben schneiden, etwas platt klopfen und eine Tasche einschneiden. Mit Pfeffer würzen.

Für die Füllung den Apfel grob reiben und mit dem Zitronensaft und den Walnusskernen vermengen. Die Rehmedaillons mit der Masse füllen. Mit Wacholder würzen und mit Walnussöl, Stärkemehl, Pfeffer und Thymian marinieren.

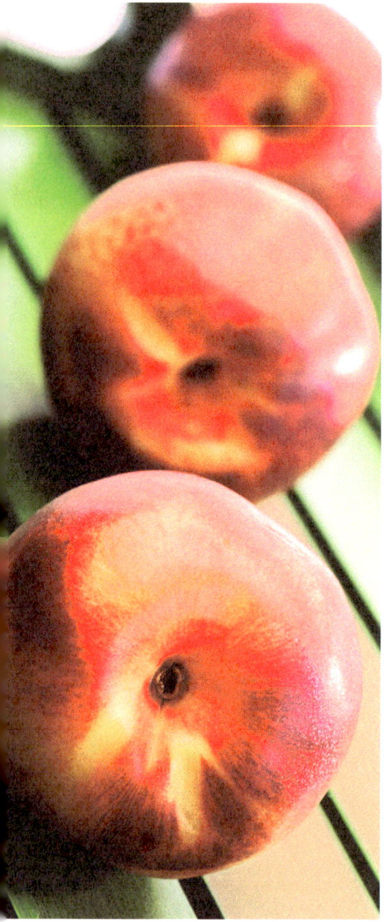

Die Zutaten für die Füllung mit einem Stabmixer glatt mixen. Für den Backteig alle Zutaten und 400 ml eiskaltes Wasser mischen. Die gefüllten Medaillons durch den Backteig ziehen und in heißem Rapsöl goldbraun ausbacken. Auf Küchenkrepp abtropfen.
Für den Holunder-Chutney die Holunderbeeren waschen und mit Salz und Zucker vermengen. Abgedeckt am besten über Nacht stehen lassen. Den Honig in einer Pfanne aufschäumen. Die Schalotten-, Knoblauch- und Ingwerwürfel beigeben und etwas braten lassen. Die Limettenschale in feine Streifen schneiden und beigeben. Kurz mit anschwitzen und mit dem Essig ablöschen. Das Ganze kurz einkochen lassen. Nun die Holunderbeeren beigeben und leicht köcheln lassen. Mit Chili aus der Gewürzmühle abschmecken (Vorsicht!). Das Stärkemehl in kaltem Wasser anrühren und das Holunder-Chutney damit binden. Von der Flamme nehmen und den fein gehackten Koriander untermengen. Die Rehmedaillons auf dem Chutney anrichten und mit frischem Kerbel garnieren.

Wildschweinfilets in Holunder-Schokoladen-Sauce mit Kartoffelravioli und Sommergemüse – das besondere Rezept

4 Wildschweinfilets
Fett zum Braten
Salz
Pfeffer

Sauce:
Öl zum Braten
1 kg gehackte Wildschweinknochen
1 EL Tomatenmark
1 Zwiebel
1 Sellerie
1 Möhre
1 Stange Lauch
Thymian
2 Lorbeerblätter
Pfefferkörner
200 ml Rotwein
Wildfond zum Auffüllen
Holundersaft
30 g Bitterschokolade
evtl. Butter

Kartoffelravioli:
750 g Kartoffeln
1 Ei
75 g Mehl
50 g Speisestärke
Salz
Pfeffer aus der Mühle
Muskatnuss
75 g Lauch
75 g Pilze
75 g Speck
etwas Butter zum Anbraten
1 Eigelb

Sommergemüse:
600 g Sommergemüse – alles, was auf dem Markt erhältlich ist
Salz
1 EL Olivenöl
20 g Butter
Pfeffer aus der Mühle
gehackte Kräuter

Die Wildschweinfilets in einer heißen Pfanne scharf anbraten, mit Salz und Pfeffer würzen und für ca. 20 Minuten bei 80 °C in den Ofen schieben.

Für die Sauce Öl in einem Topf heiß werden lassen, Knochen dazugeben. Nach etwa 5–8 Minuten das Tomatenmark zugeben und gut durchrösten. Geputztes Gemüse fein hacken, Gewürze und Kräuter zugeben, weiterrösten und mehrmals umrühren, damit alles eine dunkle Farbe bekommt, aber nicht anbrennt. Mit Rotwein ablöschen und mit Wildfond oder Wasser auffüllen. Ca. 2 Stunden leicht kochen lassen und immer wieder abschäumen und entfetten. Die Sauce durch ein Sieb passieren. Nochmals etwas einkochen lassen, abschmecken, Holundersaft und Schokolade zugeben, eventuell mit Butter binden.

Für die Kartoffelravioli Kartoffeln kochen, ausdämpfen und heiß durch eine Presse drücken. Ei unterrühren, Mehl und Speisestärke unterarbeiten. Mit Salz und Pfeffer und evtl. Muskat abschmecken. Der Teig darf nicht klebrig sein. Teig ausrollen und mit einem runden Ausstecher von ca. 8 cm Durchmesser ausstechen. Für die Füllung Lauch, Pilze und Speck in kleine Würfel schneiden und in Butter anbraten. Den ausgestochenen Teig mit Eigelb einstreichen, je 1 TL der Masse in die Mitte des Teiges geben und zuklappen. Mit einer Gabel den Rand zusammendrücken, sodass ein schönes Muster entsteht. 4–5 Minuten Minuten im gesalzenen Wasser kochen, abtropfen lassen und vor dem Servieren in Butter anbraten.

Für das Sommergemüse das Gemüse waschen, putzen und klein schneiden. Kurz in Salzwasser blanchieren und mit kaltem Wasser abschrecken. Gemüse in Olivenöl und Butter erwärmen. Mit Salz und Pfeffer würzen und mit gehackten Kräutern bestreuen.

Das Sommergemüse in der Mitte des Tellers anrichten. An das Gemüse das rosa gebratene Wildschweinfilet und 2–3 Kartoffelravioli legen. Die Sauce aufmixen und an das Fleisch geben.

Fisch

Gebratener Saibling auf Erbsen-Holunder-Curry

3 EL Öl
300 g ausgelöste Erbsen
3 Lauchzwiebeln
5 Stangen grüner Spargel
1 TL Madras-Curry
10 g frisch geriebener Ingwer
1 klein gewürfelte Knoblauchzehe
100 g Sojasprossen
0,1 l Gemüsefond
Holundersaft (aus dem Reformhaus)
50 g Babymöhrchen
4 Saiblingfilets à 150 g
etwas Zitronensaft
Salz
2 EL Traubenkernöl
Chili aus der Mühle
etwas Dill
600 g Basmatireis

In einem Topf das Öl erhitzen und das geputzte, klein geschnittene Gemüse (nicht die Karotten) anschwitzen, mit Currypulver bestäuben, Ingwer und Knoblauch hinzufügen und dann die Sojasprossen. Jetzt mit dem Gemüsefond und dem Holundersaft aufgießen, ab jetzt das Gemüse köchelnd bissig garen. Für die letzten 5 Minuten die Babymöhrchen zufügen.
Die Fischfilets säubern, säuern und salzen. Auf der Hautseite außen in Traubenkernöl anbraten, wenden und vorsichtig fertig garen.
Das eingedickte Gemüse nun salzen und Chili hinzugeben (Vorsicht). Die Konsistenz sollte »marmeladig« sein.
Die Fischlein auf das Gemüse legen, Hautseite nach oben. Mit Dill garnieren und mit Zitronensaft beträufeln. Als Beilage gibt es roten, körni-

gen Basmatireis. Den Reis nach Vorschrift kochen. Die rote Farbe erhält man durch Zugabe von Holundersaft ins gesalzene Reiskochwasser.

Vegetarisches

Holunderbeerknödel

750 g entstielte Holunderbeeren
80 g Gelierzucker
4 sehr reife Pflaumen, entsteint
Saft und Schale von 1 unbehandelten Zitrone
Saft und Schale von 1 unbehandelten Orange
1/2 Zimtstange
750 g Quark, gut abgetropft
50 g Butter
3 Eier
3 EL Honig
2 altbackene Semmeln, gerieben
flüssige Butter
Zimtzucker

Holunderbeeren mit Gelierzucker, Pflaumen, Zitrusschalen und Zimtstange in einem Topf zugedeckt gute 15 Minuten bei kleiner Hitze köcheln lassen. Dann durch ein Sieb gießen und ausdrücken. Den Quark durch ein Sieb streichen, mit der Butter und den Eiern cremig rühren, kalt stellen. Zitrussaft, Honig und Semmelbrösel unter die Quarkmasse mischen und weitere 30 Minuten quellen lassen.
Dann aus der Masse kleine Knödel formen, in die Mitte jeweils 1 TL der Holunderbeermasse geben. Die kleinen Knödel in Salzwasser in etwa 5 Minuten gar ziehen lassen. Anschließend zuerst in flüssiger Butter, dann in Zimtzucker wenden.

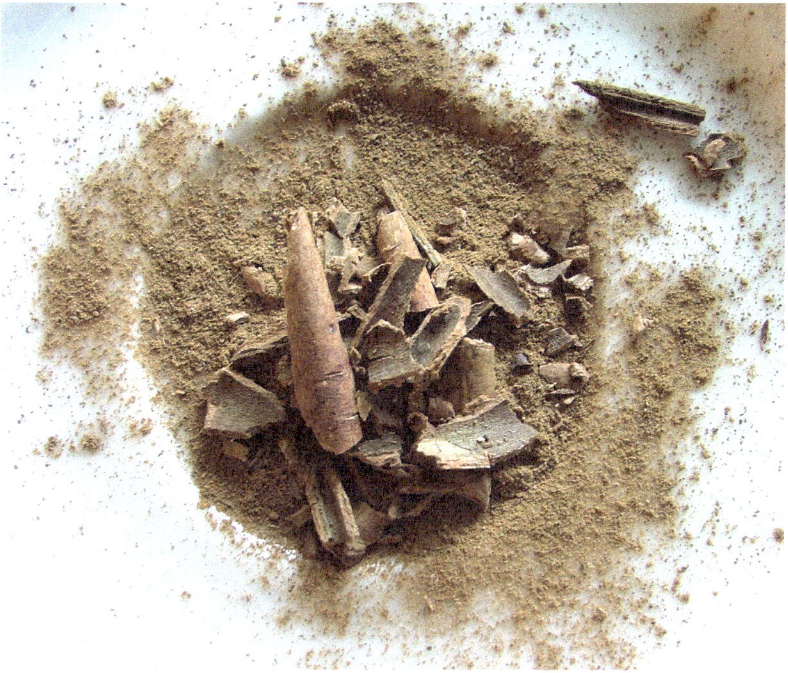

Holunderblütenomelette

125 g Mehl
2 Eier
1 Prise Salz
1 EL flüssige Butter
2 EL Bier
5 EL Milch
1 Handvoll Holunderblüten
Öl zum Ausbacken
Zucker

▲ *Zimt und Zimtzucker gehören zu Holunderbeerknödeln unbedingt dazu.*

Aus Mehl, Eiern, Salz, Butter, Bier und Milch einen Teig rühren, die Holunderblüten in den Teig tauchen und in einer Pfanne mit heißem Fett, mit der Blütenseite nach unten, backen. Den herausragenden Stiel abschneiden und auf der anderen Seite goldgelb backen. Mit Zucker bestreuen und warm servieren.

Holunder-Maultaschen mit Birnenkompott – das besondere Rezept

700 g Holunderbeeren
120 g Butter
1 unbehandelte Zitronenschale
1 unbehandelte Orangenschale
4 reife Zwetschgen
1 EL Stärkemehl
80 g Gelierzucker
100 g Semmelbrösel
1/2 Zimtstange

Birnenkompott:
1/2 l Birnensaft
100 ml Champagner
Saft und Schale von 1/2 unbehandelten Zitrone
1/2 Vanillestange
Speisestärke
4 Williamsbirnen
1 Schuss Williamsbirnenschnaps

Maultaschen:
700 g Magerquark
50 g warme Butter
3 Eier
Salz
Saft und Schale von einer 1/2 unbehandelte Zitrone
150 g Weißbrot ohne Rinde

Butterbrösel:
50 g Butter
80 g Zucker
1 TL Zimt

Puderzucker

Die Hälfte der Holunderbeeren mit allen anderen Zutaten ca. 10–15 Minuten bei schwacher Hitze zugedeckt ziehen lassen. Dann durch ein Sieb passieren und im Saft die restlichen Beeren kurz weich dünsten. 2 Stunden im Kühlschrank abkühlen lassen.
Für das Birnenkompott den Birnensaft mit dem Champagner, Zitronensaft und dem ausgeschabten Mark aus der Vanillestange aufkochen und mit der kalt angerührten Stärke leicht binden. Birnen schälen, vierteln und entkernen und in Scheiben schneiden. In dem Sud garen und anschließend leicht mit Williamsschnaps parfümieren. Die Zubereitungszeit so berechnen, dass die Birnen noch lauwarm sind, wenn sie serviert werden.
Für die Maultaschen den Quark in einem Tuch sehr trocken ausdrücken oder in die Salatschleuder geben, dann durch ein Sieb passieren. Butter und Eier schaumig rühren und mit dem Quark mischen, ca. 20 Minuten ruhen lassen, währenddessen mehrmals kräftig durchschlagen. Jetzt 1 Prise Salz, Zitronensaft und -schale und das Weißbrot zufügen und wieder eine halbe Stunde unter gelegentlichem Rühren ruhen lassen.
Ein nasses Tuch auf den Tisch legen. Aus dem Teig Knödel von ca. 80 g rollen und auf eine Hälfte des Tuches setzen. Die andere Stoffseite darüber klappen und die Knödel zu Scheiben von 12 cm breit drücken. Das Tuch von der Oberfläche abziehen, auf jedes Teigplätzchen 1 EL Holunderragout setzen und das Ganze zu einer Maultasche zusammenklappen. Die Nahtstellen fest andrücken und die Taschen in leicht gesalzenem Wasser 5–6 Minuten sanft köcheln lassen.
Für die Butterbrösel die Butter in einem kleinen Topf schmelzen und den Zucker darin goldbraun rösten. Zum Schluss den Zimt einrühren – fertig sind die Brösel.

Die Maultaschen aus dem Wasser heben, leicht abtrocknen und von beiden Seiten in den Butterbröseln wälzen. Auf Teller verteilen, mit Puderzucker bestäuben und das lauwarme Birnenkompott daneben arrangieren. Mit Holunderbeeren garnieren.

Kartoffel-Quark-Tascherl mit Holunderragout

Teig:
140 g Quark
30 g weiche Butter
30 g Zucker
1 Msp. Zitronenschale, unbehandelt, abgerieben
Mark von 1 Vanilleschote
1 Eigelb
200 g durchgedrückte, ausgekühlte Kartoffeln
30 g Kartoffelstärke

Füllung:
1 reife, feste Birne
20 g Butter
2 TL Puderzucker
2 cl Williamsbrand

Holunderragout:
10 g Speisestärke
200 ml Rotwein
100 g Zucker
200 g reife Holunderbeeren
1/2 Vanilleschote
1 Streifen unbehandelte Zitronenschale
1 Streifen unbehandelte Orangenschale
2 cm Zimtrinde
1 gr. Birne
200 g Pflaumen
1 TL Zitronensaft

Zum Fertigstellen der Tascherl:
Mehl
Salz
80 g Weißbrot, frisch gerieben
80 g Butter
2 EL Zucker
1/2 TL gemahlener Zimt
Puderzucker zum Bestäuben

Für den Teig ein Sieb mit einem Küchentuch auslegen. Den Quark hineingeben und abtropfen lassen.
In einer Schüssel die Butter mit Zucker, Zitronenschale und dem Mark der Vanilleschote glatt rühren. Das Eigelb unterrühren. Kartoffeln und Quark unterheben. Die Stärke dazusieben und alles rasch zu einem glatten, geschmeidigen Teig verkneten. Bis zur Weiterverwendung in Frischhaltefolie wickeln.
Für die Füllung die Birne schälen, vierteln, entkernen und in sehr kleine Würfel schneiden. In einer Pfanne mit Butter und Puderzucker bei

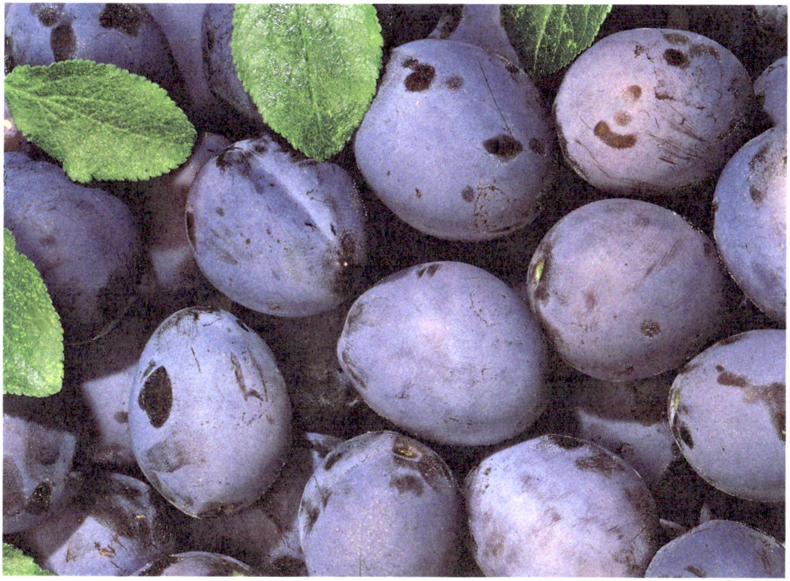

▲ *Das Holunderragout bekommt auch durch Pflaumen seinen besonderen Geschmack.*

milder Hitze anschwitzen. Mit Williamsbrand ablöschen und abkühlen lassen.
Für das Holunderragout Speisestärke mit 2 EL Rotwein glatt rühren. Restlichen Rotwein und Zucker in einem Topf bei mittlerer Hitze zum Köcheln bringen. Stärke mit einem Schneebesen einrühren und bei milder Hitze 4–5 Minuten köcheln lassen. Die Holunderbeeren waschen und mit Vanilleschote, Zitronenschale, Orangenschale und Zimtrinde in den Topf geben. Die Birne schälen, vierteln, entkernen und in dünne Spalten schneiden. Die Pflaumen waschen, halbieren, entkernen und ebenfalls in dünne Spalten schneiden. Birnen und Pflaumen zum Holunderragout geben und kurz dünsten. Mit Zitronensaft abschmecken und etwas abkühlen lassen. Die Gewürze entfernen.
Zum Fertigstellen der Tascherl knapp golfballgroße Teigstücke zu Kugeln rollen. Eine Lage Frischhaltefolie (20 x 30 cm) mit etwas Mehl bestäuben und eine Kugel in die Mitte setzen. Ein Drittel der Folie darüber falten und die Kugel mit dem Handballen zu einem 8–10 cm großen Kreis flach drücken. Die Folie aufklappen, in die Mitte des Kreises einen Teelöffel Birnenfüllung geben. Mithilfe der Folie den Teig so zusammenklappen, dass Halbmonde entstehen. Die Ränder gut andrücken. Auf diese Weise weitere Tascherl formen.
Die Tascherl in reichlich siedendem Salzwasser 3–4 Minuten gar ziehen lassen. In der Zwischenzeit Weißbrotbrösel mit der Butter in einer Pfanne bei milder Hitze goldbraun rösten, mit Zucker und Zimt vermischen und die fertig gegarten Tascherl darin wenden. Auf vorgewärmten Tellern anrichten, mit Puderzucker bestäuben und mit dem lauwarmen Holunderragout servieren.

Saucen & Chutneys

Englische Holunder-Würzsauce

500 g reife, abgestielte Holunderbeeren
1/2 l Weinessig
30 g Schalotten
1 Blatt Macis (Muskatnusshülle, erhältlich in Feinkostgeschäften)
1 kl. Stück Ingwer
einige Nelken
1 TL Pfefferkörner

Die Holunderbeeren in einen Steintopf legen, mit kochendem Weinessig übergießen und über Nacht in einen lauwarmen Ofen stellen. Am folgenden Morgen den Essig durch ein Sieb gießen und ihn mit den Schalotten, dem Macis, dem Ingwer, den Nelken und den Pfefferkörnen 6–8 Minuten lang aufkochen. Nach dem Erkalten samt den Gewürzen in Flaschen füllen. Passt gut zu Fisch.

Holunder-Chutney

1 kg Holunderbeeren
1 EL Pfefferkörner, schwarz
2 EL Senfkörner
4 Chilischoten, rot
1 kleine Zwiebel
100 g Rosinen
300 g Kandiszucker, braun
250 ml Rotweinessig
6 Gewürznelken
1 Prise Kardamom
1 Prise Piment
1 Prise Salz

Die Holunderbeeren mit einer Gabel von den Dolden in einen breiten Topf streifen. Die Pfeffer- und Senfkörner im Mörser zerstoßen. Die Chilischoten halbieren und entkernen. Die Zwiebel pellen und fein würfeln.
Zerstoßene Pfeffer- und Senfkörner, Chilischotenhälften, Zwiebelwürfel, Rosinen, Kandis, Rotweinessig, Nelken, Kardamom, Piment und Salz zu den Beeren geben. Alles ungefähr 1 Stunde bei mittlerer Hitze einkochen lassen. Eventuell nachwürzen, heiß in Gläser füllen und verschließen.
In verschlossenen Gläsern hält sich das Chutney 6 Wochen. Es passt zu kurzgebratenem Fleisch, zu Frikadellen, Wild, Blini, Getreideküchlein und Gemüsebouletten.

Holunderbeer-Relish

1 kg Holunderbeeren, gewaschen und entstielt
500 g Äpfel, gewürfelt
1 Stück Ingwer, pflaumengroß, geschält und geraspelt
1 Zimtstange
200 g Zucker
5 EL Weißweinessig
Schale von 1/2 unbehandelten Zitrone

Holunderbeeren in einem Topf leicht zerdrücken. Zugedeckt ca. 10 Minuten kochen lassen. Durch ein Sieb streichen und das Fruchtmark dabei auffangen.
Zwei Drittel der Äpfel, Ingwer, Zimtstange, 150 g Zucker, 3 EL Essig und die Zitronenschale zum Fruchtmark geben und unter ständigem Rühren zu einer dicklichen Masse einkochen lassen. Restliche Äpfel zufügen. Mit

restlichem Zucker und etwas Essig abschmecken, gegebenenfalls nicht den ganzen Essig hinzufügen. Nochmals kurz durchkochen. Zimtstange entfernen und das Relish auskühlen lassen.
Passt gut zu gebratenem Kasseler oder zu geräucherter Putenbrust.

Holunder-Rotwein-Sauce

2 Schalotten, gewürfelt
Olivenöl
Butter
2 EL Holundergelee
50 ml Gemüsefond
100 ml Holundersaft
100 ml Rotwein
Speisestärke
Salz
Pfeffer

Schalotten in Olivenöl und Butter anschwitzen, Holundergelee, Gemüsefond, Holundersaft und Rotwein dazugeben. Mit der Speisestärke binden, mit Salz und Pfeffer würzen.
Passt gut zu allen Wildgerichten.

Essig- und Ölzubereitungen

Holunder-Balsamico-Essig

600 ml Balsamico, dunkel
300 g Zucker
1 Stange Zimt
Pimentkörner, nach Geschmack
Nelken
500 g Holunderbeeren

Den Balsamico mit dem Zucker erwärmen, bis dieser geschmolzen ist. Ein Gewürzsäckchen mit Zimtstange, Pimentkörnern und Nelken in den Topf hängen und 5 Minuten köcheln lassen. Holunderbeeren dazugeben und weitere 10 Minuten köcheln lassen. Mischung abkühlen lassen, Gewürzsäckchen entfernen und Mischung durch ein Mulltuch geben. Anschließend in Flaschen füllen.
Schmeckt besonders gut zu kräftigen Salaten, wie z.B. Feldsalat.

Holunderblüten-Weißwein-Essig

2 Handvoll Holunderblüten
Weinessig

Eine Flasche mit Holunderblüten füllen und so viel Weinessig hineingeben, dass die Flasche ganz voll ist. Die Flasche sorgfältig verschließen und für 2–3 Wochen an einen dunklen Ort stellten. Den Essig dann in eine andere Flasche umfüllen.
Geeignet zum Würzen von Salaten, als Massageöl, als Badezusatz oder zur Gesichtsreinigung (dazu Holunderblütenessig zu gleichen Teilen mit Wasser mischen, also z.B. 20 ml Essig mit 20 ml Wasser).

Holunderöl

500 g Holunderbeeren

Die Holunderbeeren mit einer Gabel von den Stielen abstreifen, gründlich waschen und abtropfen lassen. Dann die Beeren in einen Kochtopf füllen und ca. 10 Minuten kochen. Umrühren nicht vergessen, damit nichts anbrennen kann. Anschließend den Beerensaft durch ein sauberes Tuch in eine Schüssel laufen lassen. Nach einigen Stunden setzt sich das Öl nach oben ab und kann mit einem Löffel vorsichtig abgeschöpft werden. Das Holunderöl in eine saubere, dunkle Glasflasche füllen und an einem dunklen, kühlen Ort gut verschlossen aufbewahren.
Holunderöl kann zum Anbraten von Fleisch, Gemüse oder Fisch verwendet werden. Beachten Sie dabei aber, dass das Öl einen intensiven Eigengeschmack hat. Sparsam verwenden!

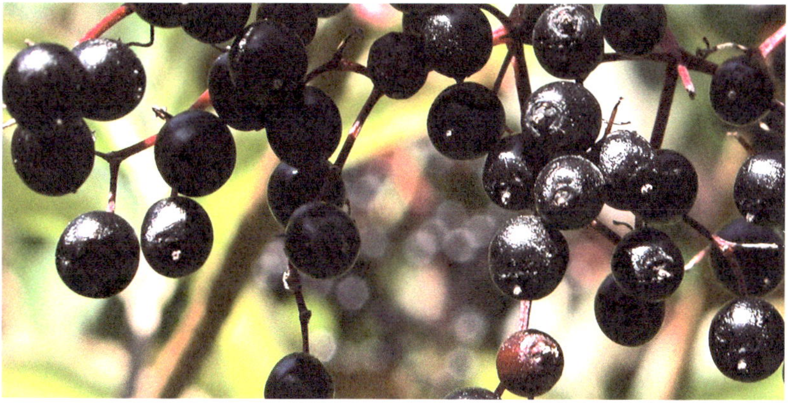

Apfelschaum mit Holunderbeersauce

3 Äpfel
40 g Fett (Butter oder Margarine)
90 g Zucker
1 EL Zitronensaft
50 ml Apfelsaft
4 Blatt Gelatine, weiß
250 g Schlagsahne
1 Ei
2 Eigelb
100 ml Holunderbeersaft
1 EL Vanillepuddingpulver
Apfelspalten zum Garnieren

2 Äpfel waschen, schälen, vierteln, entkernen, würfeln. 2 EL Fett erhitzen, 1 EL Zucker und die Apfelwürfel darin andünsten. Zitronen- und Apfelsaft dazugießen, weiterdünsten. Mit dem Pürierstab pürieren und kalt stellen. Die Gelatine in kaltem Wasser einweichen. Die Sahne steif schlagen. Ei und Eigelbe mit 50 g Zucker cremig aufschlagen. Gelatine ausdrücken, im Topf auf kleiner Stufe auflösen und die Eimasse unterrühren. Apfelpüree und Sahne vorsichtig unterheben, 3 Stunden kalt stellen.

Den Holunderbeersaft mit 100 ml Wasser und 2 EL Zucker aufkochen. Puddingpulver mit 3 EL kaltem Wasser anrühren, in den Saft rühren, 2 Minuten kochen, dann abkühlen lassen.

Restlichen Apfel schälen, vierteln, entkernen und in Spalten schneiden. In restlichem Fett mit restlichem Zucker ca. 5 Minuten dünsten. Mit dem Saft einen Spiegel auf die Teller gießen. Von dem Apfelschaum Klöße abstechen und auf die Holunderbeersauce setzen. Mit den Apfelspalten garnieren.

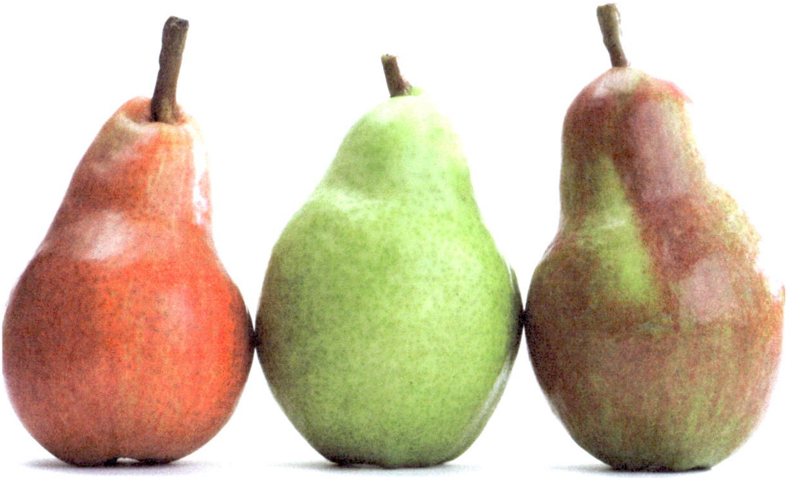

Bayerisches Holunderkompott

8 Birnen, fest, geschält und geviertelt
Schale von 1 unbehandelten Zitrone
1,5 kg Zwetschgen, entsteint und halbiert
1 kg Holunderbeeren
500 g Zucker
Saft von 1 Zitrone

Die Birnen mit der Zitronenschale in 1 l Wasser halbgar dünsten. Die Zwetschgen noch kurz miterhitzen und zusammen mit den Holunderbeeren in Einmachgläser geben.

▲ *Holunderkompott mit Birnen schmeckt besonders köstlich.*

Den Sud (das Wasser vom Dünsten) mit Zucker und Zitronensaft aufkochen und über die Früchte in den Gläsern gießen und 30 Minuten bei 80 °C im Einkochkessel einkochen.

Beeren, Stachelbeerschaum und Holunderblütensorbet – das besondere Rezept

20 Holunderblütendolden, frisch gepflückt
500 g Zucker
200 ml trockener Weißwein
Saft von 2 Zitronen
200 g Stachelbeeren, grün und fest
4 EL Zucker
1 Eiweiß
500 g gemischte Beeren (Erdbeeren, Himbeeren, Brombeeren, Johannisbeeren, Heidelbeeren)

Holunderblüten, $^1/_2$ l Wasser und Zucker aufkochen und einige Tage im Kühlschrank ziehen lassen. Den Sirup durch ein Sieb gießen und mit Wein und Zitronensaft abschmecken. In einer Sorbetière oder Eismaschine gefrieren lassen. Geputzte Stachelbeeren mit dem Zucker pürieren, durch ein Sieb streichen und das Eiweiß unterheben. Mit einem Pürierstab schaumig schlagen. Geputzte Beeren in einem tiefen Teller anrichten, mit Stachelbeerschaum übergießen und mit dem Sorbet garnieren.

Bibbeleskäse auf Holundersauce

3 Eiweiß
150 g Sahne
1 TL abgeriebene unbehandelte Zitronenschale
250 g Quark
3 EL Zucker
1 Tasse Vanillezucker

Sauce:
250 ml Holundersaft
1 Zimtstange
Saft von 1/2 Zitrone
2 EL Zucker
1 TL Speisestärke

Die Eiweiße und die Sahne getrennt steif schlagen. Die Zitrone heiß waschen, die Schale abreiben. Den Quark mit Zucker, Vanillezucker und etwas Zitronenschale vermischen. Den Eischnee und die Sahne unterheben. Die Quarkmasse in ein mit einem Mulltuch ausgelegtes Sieb füllen, in den Kühlschrank stellen und etwa 4 Stunden abtropfen lassen.
Für die Sauce den Holundersaft mit Zimtstange, Zitronensaft, Zucker und der mit etwas Wasser angerührten Speisestärke aufkochen, auf Teller gießen. Die trockene Quarkmasse mit 2 Esslöffeln zu Klößchen formen und auf der Sauce anrichten.

Cremeherzen mit Walderdbeeren und Holunderblüten – das besondere Rezept

300 g Crème double
2 Eiweiß
115 g grüne Stachelbeeren
Zucker
2 Holunderblütendolden
Walderdbeeren zum Garnieren

Die Crème double schlagen, bis sie dick, aber noch cremig ist. Eiweiße steif schlagen und unter die Creme ziehen. Die Masse in Porzellanschälchen (besonders nett: herzförmige) füllen, die mit einem feuchten Tuch ausgelegt sind. Über Nacht die Crème zum Abtropfen an einen kühlen Ort stellen. Für den Holunderblütensirup die Stachelbeeren (sie müssen nicht halbiert oder vom Blütenansatz befreit werden) mit Zucker und 2 EL Wasser bei kleiner Hitze weich kochen. Dann von der Flamme nehmen und die Holunderblütendolden 3 Minuten darin ziehen lassen. Die Masse durch ein Sieb geben, den Sirup in einen kleinen Krug füllen und abkühlen lassen. Am nächsten Tag die Creme auf kleine Teller stürzen, mit Walderdbeeren garnieren und etwas Holunderblütensirup darüber geben.

Gebackene Holunderblüten auf Vanilleschaum

12 aufgeblühte Holunderblütendolden
Teig:
2 Eier
200 g Mehl
125 ml Milch
1 EL trockener Weißwein
1 Prise Salz
Schale von 1 unbehandelten Zitrone
2 EL Ahornsirup
1 EL Zucker
Fett zum Ausbacken
Vanilleschaum:
1 Vanilleschote
2 EL Sauerrahm
1 EL Honig
Zitronensaft
250 g geschlagene Sahne
Staubzucker zum Bestreuen

Holunderblüten ganz kurz unter fließendem kalten Wasser waschen und sorgfältig mit Küchenpapier abtrocknen.
Für die Zubereitung des Backteiges Eier trennen. Mehl, Milch und Wein verrühren. Danach die beiden Eigelbe, Salz, Zitronenschale und Ahornsirup einrühren. Die Eiweiße mit dem Zucker steif schlagen, unter die Masse heben.
In einem Topf reichlich Fett erhitzen. Holunderblüten am Stiel nehmen und in den Backteig tauchen. Blüten herausnehmen, den Teig etwas abrinnen lassen und in dem ca. 180 °C heißen Fett backen.
Für den Vanilleschaum die Vanilleschote der Länge nach halbieren und das Mark auskratzen. Sauerrahm mit Honig, Zitronensaft und Vanillemark verrühren. Zuletzt die geschlagene Sahne unterheben. Mit den gebackenen Holunderblüten anrichten und mit Staubzucker bestreuen.

Geeister Holunderblütenschaum auf Rhabarbermus – das besondere Rezept

Für 12 Portionen

Holunderblütenschaum:
400 ml fruchtiger Weißwein
Saft von 2 Zitronen
12 Holunderblütendolden
200 g Akazienhonig
6 Eiweiß
125 g Schlagsahne

Rhabarbermus:
400 g Rhabarber, gewaschen, ungeschält
ca. 60 ml Apfel- oder Birnendicksaft
Zimt, Sekt
gezupfte Holunderblüten zum Garnieren

Für den Holunderblütenschaum Weißwein und Zitronensaft aufkochen. Die Holunderblütendolden kurz unter fließendem Wasser waschen, mit Küchenpapier abtrocknen und grobe Stängel abschneiden. Die Holunderblüten in den Topf hineinlegen, den Topf vom Feuer nehmen und das Ganze 10 Minuten ziehen lassen. Die Holunderblüten abseihen. Den Sud auf ca. 40 °C abkühlen lassen. 120 g Honig dazugeben und auskühlen lassen. Im Eisfach gefrieren lassen.
Die Eiweiße zu Schnee schlagen und mit dem restlichen Honig vermischen. In einer kalten Metallschüssel die Schlagsahne rasch mit dem Sorbet vermischen und den Honig-Eischnee darunter ziehen. Die Masse darf nicht zu weich werden, da sich sonst der Honig absetzt. Die Masse in Formen füllen und ca. 6 Stunden tiefkühlen.

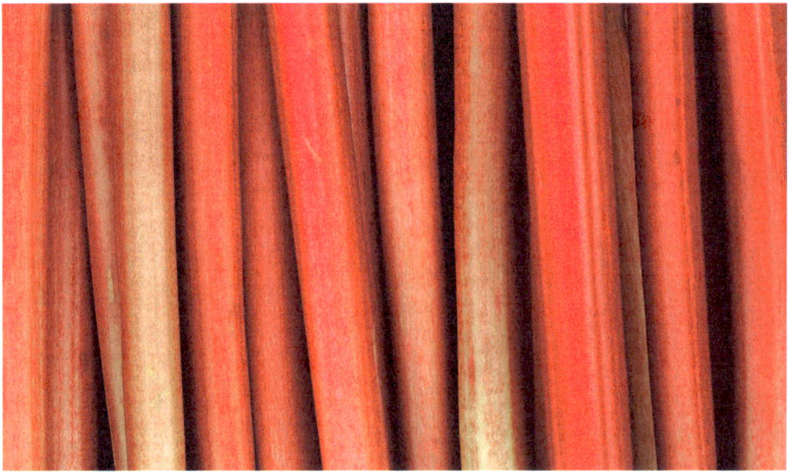

▲ *Rhabarber ist ein wichtiger Bestandteil dieses ungewöhnlichen Rezepts.*

Für das Rhabarbermus den Rhabarber in kleine Stücke schneiden. Die Rhabarberstücke im vorgeheizten Ofen bei 180 °C weich garen. Mit Dicksaft und Zimt anschließend pürieren. Das Mus durch ein Haarsieb streichen. Mit Sekt auf die gewünschte Konsistenz bringen.
Das Rharbarbermus auf Teller geben. Den Holunderblütenschaum stürzen und darauf platzieren. Mit den Holunderblüten dekorieren.

Holderzonne (Kompott aus Holunderbeeren)

1 kg Holunderblütendolden
25 g Butter
25 g Mehl
100 g Sahne
100 ml Milch
100 g Zucker
1 TL Zimtpulver

Die Beeren an den Dolden kurz abspülen, trockenschütteln, dann mit einer Gabel von den Stielen zupfen. In einer großen Pfanne die Butter schmelzen. Das Mehl dazugeben und unter Rühren hell rösten.
Die Pfanne von der heißen Herdplatte ziehen, Sahne und Milch dazugießen und mit der Mehlbutter glatt rühren. Holunderbeeren beifügen und die Pfanne auf die Herdplatte zurückschieben. 75 g Zucker beifügen, bei kleiner Hitze ca. 20 Minuten zu einem dicken Mus einkochen.
Den restlichen Zucker mit dem Zimtpulver mischen. Das Kompott warm oder kalt mit dem Zimtzucker servieren. Dazu passt Schlagsahne.

Holunderbeermousse mit Birnen

7 Blatt Gelatine
4 Eier
1 Prise Salz
170 g Zucker
1 Prise gemahlener Zimt
1 Prise gemahlene Nelken
$^{1}/_{4}$ l Holunderbeersaft
2 EL Rum nach Belieben
3 EL Zitronensaft
450 g Schlagsahne
2 Birnen
$^{1}/_{4}$ l Apfelsaft
1 Vanilleschote
3 EL Mandelstifte, geröstet, zum Bestreuen

Die Gelatine in kaltem Wasser einweichen. Eier trennen. Die Eigelbe, Salz und 150 g Zucker mit den Quirlen des Handrührers 10 Minuten cremig schlagen. Zimt, Nelken, Holunderbeersaft, evtl. Rum und Zitronensaft unterrühren. Die Gelatine ausdrücken und in einem Topf bei kleiner Hitze auflösen. Etwas von der Creme zur Gelatine geben, gut verrühren und alles zur restlichen Creme geben. Gut unterrühren und kalt stellen, bis die Creme anfängt fest zu werden. Eiweiße und 250 g Schlagsahne getrennt steif schlagen und zusammen unter die Creme heben. In Portionsförmchen oder Tassen füllen. Über Nacht kalt stellen.
Birnen schälen, entkernen und in Spalten schneiden. Im kochenden Apfelsaft mit dem restlichen Zucker und dem ausgekratzten Vanillemark 3 Minuten dünsten. Birnenspalten, Holundermousse und die restliche, steif geschlagene Sahne anrichten und mit gerösteten Mandelstiften bestreuen.

Holunderblüten in Kirschsauce – das besondere Rezept

8 Holunderblüten
2 Eier
250 g Mehl
150 ml Wein
2 EL Anisöl
1 EL brauner Zucker
1 Prise Salz
1 Prise Kardamom

Kirschsauce:
500 g reife Kirschen
1 Glas Rotwein
1 EL Honig
1 EL Kirschwasser

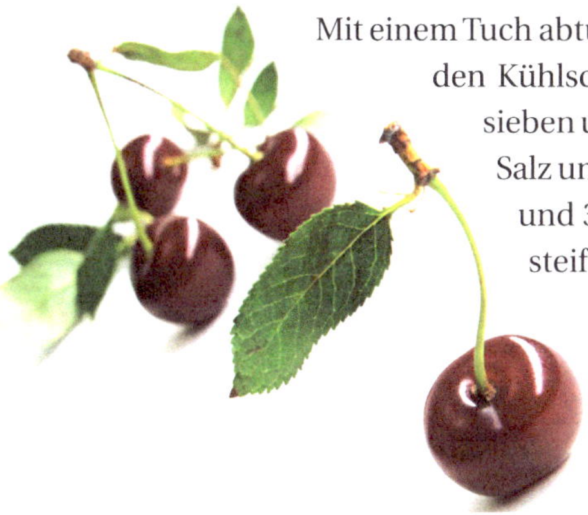

Holunderblüten vorsichtig waschen und abtropfen lassen. Mit einem Tuch abtupfen. Eier trennen und die Eiweiße in den Kühlschrank stellen. Mehl in eine Schüssel sieben und mit Wein, Anisöl, Eigelben, Zucker, Salz und Kardamom zu einem Teig verrühren und 30 Minuten ruhen lassen. Die Eiweiße steif schlagen und unter den Teig heben. Die Holunderblüten in den Teig tauchen und ausbacken. Mit der Kirschsauce servieren.

Für die Kirschsauce Kirschen entkernen (oder eventuell entkernt im Glas kaufen), aber die Hälfte zum Dekorieren zurücklassen. In Rotwein kurz aufkochen, im Mixer pürieren und durch ein Sieb streichen. Mit Honig und Kirschwasser abschmecken.

Holunderblüten-Joghurt-Eis

300 ml Milch
3 Eigelb
50 g Zucker
300 g Joghurt
130 g Holunderblütensirup
50 g Sahne, halb geschlagen

Die Milch aufkochen, Eigelbe und Zucker schaumig rühren. Die kochende Milch auf die Eigelbmasse gießen, rühren und zurück in den Topf geben. Zur Rose abkochen, d.h. die Masse unter ständigem Rühren auf schwachem Feuer auf etwa 80–85 °C erhitzen, sodass das Eigelb bindet, die Masse aber nicht gerinnt. Den Topf sofort in Eiswasser stellen und auskühlen lassen. Joghurt und Sirup mit der halbgeschlagenen Sahne darunter ziehen und in der Eismaschine gefrieren lassen.

Holunderblütenmousse

5 Blütendolden
200 g Sahne
Zucker nach Bedarf
Zitronensaft zum Abschmecken

Blütendolden mit Sahne aufkochen und abseihen. Anschließend die Sahne sehr gut kühlen und dann mit dem elektrischen Rührer steif schlagen. Zucker nach Bedarf einrieseln lassen und mit Zitronensaft abschmecken. Mousse nochmals kräftig rühren. Kalt stellen.

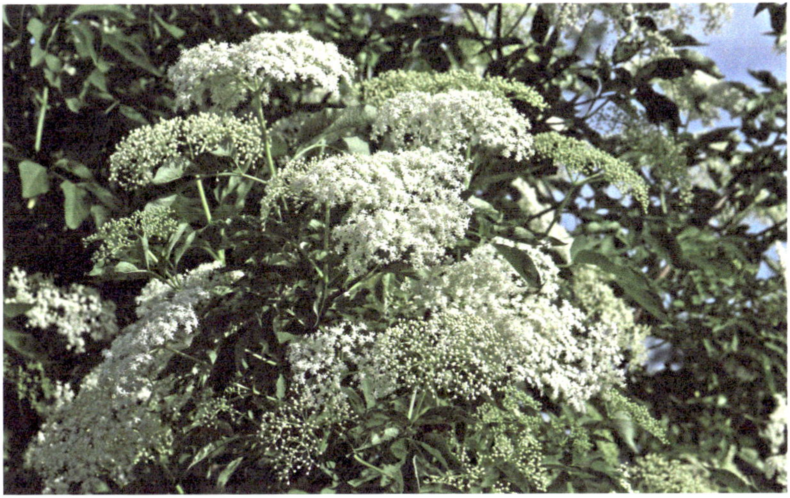

Holunderblüten-Panna Cotta mit Erdbeerpüree

6–8 Holunderblütendolden
500 g Sahne
30 g Zucker
1 Prise gemahlene Vanille
3 Blatt Gelatine

Sauce:
100 g Erdbeeren
50 g Zucker
Angostura (Likör) zum Abschmecken

Die Holunderblütendolden vorsichtig waschen. Die Sahne fast bis zum Kochen erhitzen und vom Herd nehmen, die Blüten hineingeben und mindestens 1/2 Stunde ziehen lassen. Die Blüten herausseihen.
Den Zucker in die Sahne geben, aufkochen und mindestens 10 Minuten

vorsichtig einköcheln lassen. Abschmecken und evtl. mehr Zucker zugeben. Die Vanille zugeben.
Während der letzten 5 Minuten 3 Blatt Gelatine in kaltem Wasser einweichen. Den Topf von der Platte nehmen, die Gelatine ausdrücken und mit einem Schneebesen sorgfältig auflösen. Sie darf nicht kochen.
Alles in Gläser oder kleine Schälchen geben, auf Zimmertemperatur abkühlen lassen. Dann in den Kühlschrank stellen und ca. 2 Stunden fest werden lassen.
Für die Sauce die Erdbeeren pürieren, den Zucker zugeben. Falls gewünscht, noch nachsüßen. Mit ein paar Tropfen Angostura würzen. Erdbeerpüree auf die Panna Cotta geben.

Holunderblütenpudding mit Erdbeeren

10–15 Holunderblütendolden
600 ml Milch
4 EL Zucker
40 g Speisestärke
200 g Erdbeeren

Die Blüten vorsichtig von Tierchen befreien, die groben Stängel abschneiden und die Blüten in ein verschließbares Gefäß geben. Die Milch darüber geben, das Gefäß verschließen und ca. 24 Stunden in den Kühlschrank stellen. Zwischendurch immer wieder gut durchschütteln.
Die Milch durch ein ganz feines Sieb seihen, sodass keine Blüten mehr darin sind. Einige Esslöffel abnehmen, die zum Auflösen der Stärke gebraucht werden. Die restliche Milch mit dem Zucker zum Kochen bringen. Speisestärke in der kalten Milch auflösen. Wenn die Milch kocht, Speisestärke

unter Rühren zugeben. Einmal kurz aufkochen lassen und vom Herd nehmen. In Puddingförmchen oder in eine Schüssel füllen und auskühlen lassen. Mit den zerkleinerten, gezuckerten Erdbeeren servieren.

Holunderblüten-Tiramisu

100 g Schlagsahne
15 g Zucker
80 ml Holunderblütensirup
1 Blatt Gelatine
100 g Mascarpone
2 Biskuitböden
100 g Holunderblütengelee oder -marmelade
1 Packung Löffelbiskuits
Minze zum Garnieren

Benötigte Utensilien:
4 Kuchenringe von 10–12 cm Ø oder eine Springform von 28 cm Ø

Für die Füllung die Sahne mit dem Zucker steif schlagen. Holunderblütensirup leicht erwärmen und die Gelatine darin aufweichen. Mascarpone kurz glatt rühren, Sirup mit Gelatine einrühren. Anschließend die Sahne unterheben. Von den großen Biskuitböden den hohen Rand abschneiden und den ersten Boden in eine Springform legen. Die Hälfte der Füllung darauf streichen. Entsprechend gehen Sie bei den kleinen Kuchenringen vor.
Die zweite Biskuitschicht auf die Mousse legen, mit dem Rest der Füllung bestreichen. Das Holunderblütengelee oder die Marmelade leicht erwärmen und auf dem Tiramisu verteilen. Für 2 Stunden in den Kühlschrank stellen. Dann die Springform öffnen bzw. mit einem Messer um

den inneren Ring der Kuchenringe fahren. Das Tiramisu mit Löffelbiskuits umlegen und mit Minze garnieren.

Tipp: Dazu schmeckt am besten Vanillesauce, die mit etwas Holunderblütensirup vermischt wurde und mit einem Stabmixer kurz aufgeschäumt wurde.

Holunder-Gefrorenes

500 g Äpfel
125 ml trockener Weißwein
5 Gewürznelken
1 Zimtstange
3 EL Zucker
125 ml Holundersaft
4 EL Blütenhonig
Saft und Schale von 1 unbehandelten Zitrone
20 ml Apfelschnaps
2 Eiweiß
1 Piccolo Sekt
80 ml Wodka

Die Äpfel schälen, vierteln, entkernen und in Scheiben schneiden. Weißwein mit Gewürznelken, Zimtstange und Zucker in einem Topf aufkochen. Apfelspalten dazugeben und bei milder Hitze 5 Minuten weich dünsten. Anschließend auskühlen lassen und pürieren. Den Holundersaft mit Honig, der abgeriebenen Zitronenschale und dem Zitronensaft aufkochen. Die pürierten Äpfel mit Flüssigkeit darunter ziehen und mit Apfelschnaps versetzen. Vom Feuer nehmen und auskühlen lassen. Eiweiße zu steifem Schnee schlagen, vorsichtig unter die Masse heben und in eine Form füllen. Im Gefrierschrank mindestens 12 Stunden frosten. Vor dem Servieren herausnehmen, in eine Rührschüssel stürzen. Sekt und Wodka dazugeben und mit einem Schneebesen oder einem Rührgerät verschlagen. Anschließend in vorgefrostete Sektflöten oder -schalen füllen und sofort servieren.

Holunderjoghurt

200 g Natur-Joghurt
150 ml Milch
100 ml Apfelsaft
4 EL Holunderbeeren (Holundermark)
2 EL Honig nach Belieben

Alle Zutaten miteinander verrühren, nach Belieben mit Honig süßen.

Holunder-Joghurt-Mousse auf gelber Grütze – das besondere Rezept

1 Glas Holunder-Wildfrucht-Aufstrich (330 g)
300 g Joghurt
Birnendicksaft zum Süßen
1 TL Agar-Agar
150 g geschlagene Sahne
500 g gelbe Früchte (Pfirsiche, Aprikosen, Ananas)
400 ml Orangensaft
1 Tasse Kartoffelstärke
Puderzucker
4 Zweige Melisse zum Garnieren

Den Holunder-Wildfrucht-Aufstrich mit dem Joghurt in eine Schüssel geben und glatt rühren. Etwa 2 EL Aufstrich zum Garnieren zurückbehalten. Zum Süßen Birnendicksaft zufügen und unterrühren.

Zum Binden Agar-Agar nach Packungsanweisung mit etwa 5 EL Wasser verrühren, erwärmen und dabei auflösen.
Zur Joghurtmasse geben und rasch unterrühren. Zum Schluss die geschlagene Sahne dazugeben und vorsichtig unterheben.
Die Masse in Schälchen abfüllen und im Kühlschrank etwa 2 Stunden kalt stellen.
Die Früchte vorbereiten und in mundgerechte Stücke schneiden. Orangensaft mit Birnendicksaft in einen Topf geben und erhitzen. Die Kartoffelstärke in kaltem Wasser anrühren und den Saft damit binden. Die Früchte zufügen, unterrühren und abkühlen lassen.
Die Grütze über die Mousse verteilen, in 4 Schälchen füllen und mit etwas Holunder-Wildfrucht-Aufstrich, je einem Zweig Melisse und Puderzucker garnieren.

Holunder-Quark-Creme

200 ml Holundersaft
200 g Zucker
360 g Magerquark
2 TL Zitronensaft
abgeriebene Schale von 1/2 unbehandelten Zitrone
120 g Sahne

Holundersaft und Zucker in einen Topf geben und erst etwas einkochen, dann abkühlen lassen. Diesen Sirup mit Quark, Zitronensaft und Zitronenschale verrühren. Die Sahne steif schlagen und unter die Quarkmasse heben.

Backwaren

Brot

Fladenbrot mit Holunderblüten

500 g Mehl
20 g Backhefe
100 g Zucker
150 g Butter
3 Prisen Salz
5 mittelgr. Holunderblütendolden
100 g Sauerrahm
100 g Quark
2 Eier

Das Mehl in eine angewärmte Schüssel sieben. Eine Mulde eindrücken. Die Hefe in etwas lauwarmem Wasser auflösen und 1 Prise Zucker zugeben. In der Mulde mit etwas Mehl verrühren. Den Vorteig gehen lassen, bis er sein Volumen verdoppelt hat, ca. 1/2 Stunde. Dann den Teig mit 50 g Zucker, 100 g Butter, 1/4 l Wasser und Salz verrühren, am Schluss mit den Händen gut kneten. Wieder 1/2 Stunde zugedeckt in der Wärme gehen lassen.
Mittlerweile die Blüten der Holunderdolden mit den Zinken einer Gabel von den Stielen abstreifen. Restliche Butter und Zucker cremig rühren, Sauerrahm, Quark und Eier gut untermischen, am Schluss vorsichtig die Blüten unterheben.
Aus dem Hefeteig Fladen von etwa 15 cm Durchmesser formen, mit den Fingern Vertiefungen eindrücken und üppig mit der Blütenmasse bestreichen. Auf einem gebutterten Backblech im Ofen bei 200 °C ca. 25–35 Minuten ausbacken.

Holunderblütenbrot – das besondere Rezept

40 g Hefe
600 ml Milch oder Buttermilch
1 EL Zucker
1 Prise Salz
14 gr. Holunderblüten
1 kg Mehl, gesiebt
abgeriebene Schale von 2 unbehandelten Zitronen
Butter oder Öl zum Einfetten

Die Hefe in etwas lauwarmer Milch, den Zucker und das Salz in der restlichen Milch bzw. Buttermilch auflösen. Zerschneiden Sie die Holunderblüten in kleine Sträußchen, die Sie zusammen mit dem Mehl und der Zitronenschale in eine Schüssel geben. Die Hefe sowie nach und nach die Milch hinzufügen. Das Ganze kneten, bis ein elastischer Teig entstanden ist.

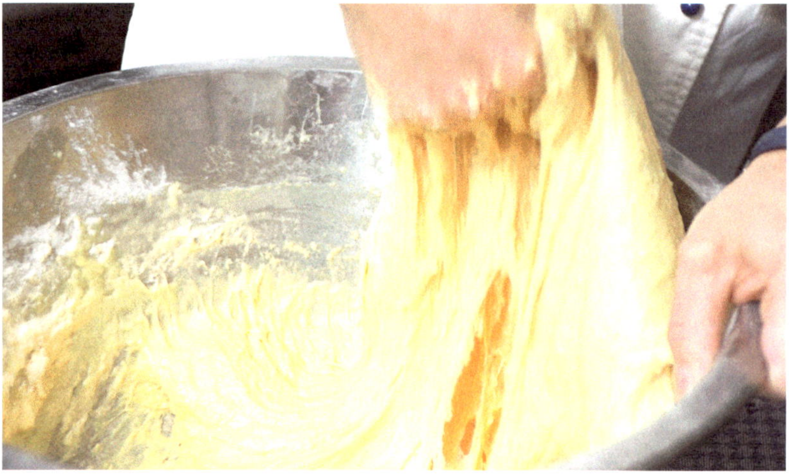

Den Teig an einem warmen Ort, mit einem feuchten Tuch oder mit Plastikfolie abgedeckt, 1 Stunde lang stehen lassen. Danach noch einmal ca. 8 Minuten lang kräftig durchkneten und in 2 gleich große Stücke teilen, die Sie mit bemehlten Händen zu 2 Rollen in der Länge einer mittelgroßen Kastenform formen.
Die 2 Formen mit Butter oder einem aromatischen Öl einfetten, ebenso die Teigrollen von einer Seite, und die Brote mit der eingefetteten Seite nach oben in die Formen legen. Die Brote in den wieder abgedeckten Formen noch einmal 2 Stunden lang gehen lassen. Unterdessen den Backofen auf 200 °C vorheizen, eine Schale mit Wasser unten in den Ofen stellen und die Brote auf der mittleren Schiene 45 Minuten goldbraun backen. Die Brote aus der Form lösen und auf einem Gitter abkühlen lassen.
Holunderblütenbrot ist ideal für Sandwiches oder als Beilage zu Suppen und Salaten. Es schmeckt jedoch auch einfach mit Quark oder Hüttenkäse belegt.

Stuten mit Holunderblüten

6 gr. Holunderblütendolden
1 kg Weizenmehl, Type 405
2 P. Trockenhefe
260 ml Milch
300 g Zucker
100 g Butter
abgeriebene Schale von 1/2 unbehandelten Zitrone
3 Eier
1 Prise Salz

Die Blütendolden vorsichtig durch Wasser ziehen und »kopfüber« auf Küchenpapier trocknen lassen. Mehl mit der Hefe mischen, 1 EL Milch dazugeben. Mit einer Küchenschere Blütenrispen von den großen Dolden abschneiden und unter das Mehl-Hefe-Gemisch geben. Die anderen Zutaten dazugeben, zum Schluss die angewärmte restliche Milch, und kräftig kneten, bis ein geschmeidiger Teig entsteht. Diesen abgedeckt an einem warmen Ort 60 Minuten gehen lassen. Anschließend nochmals kräftig kneten und in eine große gefettete Kastenform legen. Noch einmal für 60 Minuten abgedeckt an einem warmen Ort gehen lassen. Dann mit einem Messer oben den Teig leicht einschneiden. In den vorgeheizten Ofen schieben und 50 Minuten bei 180 °C backen. Auf einem Kuchengitter auskühlen lassen.

Kuchen/Torten

Holunderblüten-Muffins

Muffinblech mit 9 Vertiefungen
oder Muffinförmchen
Butter zum Einfetten
12 gr. Holunderblütendolden
Teig:
225 g Mehl
2 TL Backpulver
1/2 TL Salz
25 g Butter, flüssig
50 g Zucker
1 Ei, gequirlt
150 ml Buttermilch
4 EL Holunderblütensirup
Glasur:
200 ml Holunderblütensirup
25 g Puderzucker
1 gr. Holunderblütendolde

Das Blech einfetten, die Blütendolden ausschütteln, nicht waschen (daher nur Blüten von geschützt stehenden Büschen nehmen, nicht in Stra-

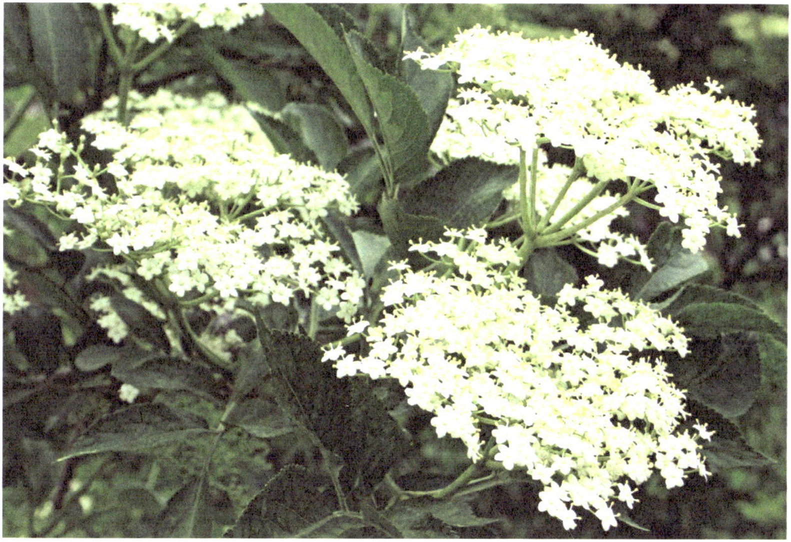

ßennähe oder Ähnlichem). Blüten abzupfen und 1/3 davon in die Vertiefungen streuen. Backofen auf 200 °C vorheizen.
Für den Teig Mehl, Backpulver und Salz mischen. Restliche Blüten darunter mischen. Butter, Zucker und das Ei schaumig rühren. Buttermilch und Sirup beifügen. Mehlgemisch kräftig darunter rühren und den Teig 2/3 hoch in die Vertiefungen des Bleches füllen. In der Mitte des Ofens 20–25 Minuten backen. Leicht auskühlen lassen.
Für die Glasur Sirup mit Puderzucker zur Hälfte einkochen lassen. Muffins vorsichtig aus den Vertiefungen lösen. Mit Glasur bepinseln, Blüten abzupfen und darüber streuen.

Holunderkuchen

220 g Mehl
Salz
125 g Butter, kalt
1 EL saurer Rahm
5 Tassen Holunderbeeren
3 gehäufte EL Zucker
2 Tassen gemahlene Mandeln
Zimt
Vanille
geriebene Schale von 1/2 unbehandelten Zitrone
1 Schuss Rum oder Kirschwasser
3 Eiweiß

Mehl, 1 Prise Salz und kalte Butter zu einem Teig verarbeiten, Rahm dazugeben, gut durchkneten und 1 Stunde kalt stellen. Ausrollen, eine gefettete Springform auslegen. Beeren mit Zucker bestreuen, ohne Wasser einige Minuten erwärmen. Mandeln, Zimt, Vanille, Zitronenschale und Rum zugeben. Den Eiweißen etwas Salz zugeben, steif schlagen, den Eischnee unter die Beerenmischung heben und in die Springform geben. Bei 150 °C etwa 40 Minuten backen.

Holunder-Quark-Torte

6 Eier
240 g Puderzucker
1 P. Vanillezucker
Salz
etwas unbehandelte Zitronenschale
1 1/2 P. Backpulver
210 g Mehl

Füllung:
500 g Quark (20%)
1/8 l Holunderblütensirup
50 g Zucker
Saft von 1/2 Zitrone
8 Blatt Gelatine
2 Becher Schlagsahne

Eier trennen. Die 6 Eigelbe mit 6 EL Wasser, Puderzucker, Vanillezucker, etwas Salz und Zitronenschale sehr schaumig rühren. Das mit Backpulver versiebte Mehl und die steif geschlagenen 6 Eiweiße leicht in die Schaummasse ziehen. Teig in eine nur am Boden gefettete und bemehlte Tortenform (26 cm Ø) füllen und im vorgeheizten Ofen bei 180 °C ca. 45 Minuten backen. Auskühlen lassen, aus der Form nehmen und einmal durchschneiden und das Unterteil wieder in die Form geben.
Für die Füllung den Quark mit Sirup, Zucker und Zitronensaft cremig rühren. Gelatine in kaltem Wasser einweichen, danach gut ausdrücken und erhitzen und auflösen. 5 EL der Quarkmasse in die Gelatine einrühren und diese Masse dann langsam in die restliche Quarkmasse einmengen. Zum Schluss die geschlagene Sahne unterheben. Creme auf dem unteren Teigboden verteilen, mit dem zweiten Boden abdecken und einige Stunden gut durchkühlen lassen. Torte beliebig verzieren.

Holundertorte

Berechnet für eine Springform von 22 cm Ø

250 g Mehl
125 g Butter
1 Ei
1 TL Salz
250 ml Holundersirup
25 g Maisstärke
80 g Haselnüsse, gerieben
1 Eigelb
200 g Schlagsahne, leicht gezuckert

Aus Mehl, Butter, Ei, Salz und 50 ml Wasser einen Teig kneten. Eine Springform mit der Hälfte des Teigs auslegen, einen niederen Rand hochziehen

und den Teig mit einer Gabel einstechen. Den Holundersirup mit Maisstärke binden, aufkochen und 15 Minuten leicht eindicken lassen. Nach dem Erkalten auf den mit Haselnüssen bestreuten Kuchenboden gießen. Den Rand mit Eigelb bepinseln, die Torte mit dem restlichen Teig bedecken und den Rand gut andrücken.
Mit Eigelb bestreichen, mit der Gabel ein Gittermuster aufzeichnen und im auf 180 °C vorgeheizten Ofen ca. 50 Minuten backen.
Lauwarm servieren, leicht gezuckerte Schlagsahne dazu reichen.

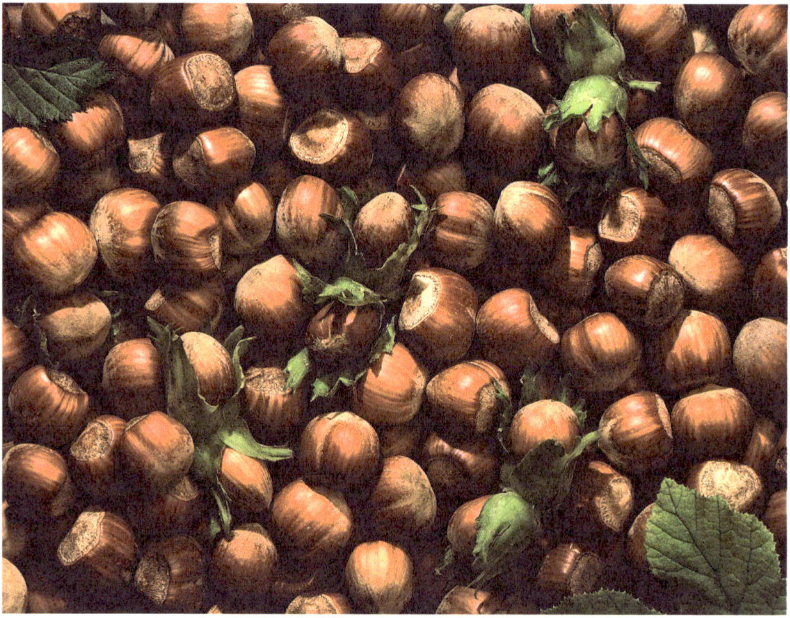

▲ *Die Holundertorte erhält ihren köstlichen Nussgeschmack durch geriebene Haselnüsse.*

Mini-Erdbeerrouladen auf Holunderblütenschaum – das besondere Rezept

Zutaten reichen für ein Backblech von ca. 40 x 33 cm

Biskuit:
2 Eier
1 Prise Salz
60 g Zucker
abgeriebene Schale von 1/2 unbehandelten Zitrone
60 g Mehl

Füllung:
400 g Erdbeeren
125 g Ricotta
3 EL Zucker
abgeriebene Schale und 1 EL Saft von 1/2 unbehandelten Zitrone
100 g Sahne, steif geschlagen

Holunderblütenschaum:
110 ml Holunderblütensirup
2 TL Speisestärke
abgeriebene Schale und 2 TL Saft von 1/2 unbehandelten Zitrone
1 Eigelb, frisch
1 Eiweiß, frisch

Zum Garnieren:
Puderzucker
Erdbeeren

Für den Biskuit das Blech mit Backpapier belegen, Ofen auf 230 °C vorheizen. Eier trennen. Eiweiße mit Salz mit dem Handrührgerät steif schlagen. Den Zucker beigeben, kurz weiterschlagen, bis die Masse glänzt. Eigelbe und Zitronenschale mit dem Schwingbesen kurz unterrühren. Mehl dazusieben, mit dem Schwingbesen darunter schlagen.
Masse gleichmäßig knapp 1,5 mm dick rechteckig auf dem Backpapier ausstreichen.
3–4 Minuten in der Mitte des vorgeheizten Ofens backen. Biskuit mit dem Papier auf ein zweites Backpapier stürzen, mit einem tropfnassen

Lappen über das obere Backpapier streichen, Papier wegziehen. Sofort mit dem umgekehrten Backblech zudecken, auskühlen (der Biskuit bleibt auf diese Weise feucht und formbar).
Für die Füllung ein Drittel der Erdbeeren pürieren, Rest in Würfel schneiden. Ricotta, Zucker, Zitronenschale und -saft mischen, mit dem Erdbeerpüree verrühren (nur kurz rühren, da die Füllung sonst flüssig wird). Schlagsahne und Erdbeerwürfel sorgfältig darunter ziehen. Zugedeckt etwa 20 Minuten tiefkühlen, dann umrühren.
Biskuit längs halbieren, Füllung gleichmäßig bis auf einen etwa 1/2 cm breiten Rand darauf verstreichen, aufrollen, satt in Klarsichtfolie einpacken, mindestens 2 Stunden kühl stellen.
Für den Holunderblütenschaum 100 ml Wasser und alle Zutaten bis einschließlich Eigelb in einer Pfanne verrühren. 1 EL Sirup zurückbehalten. Unter ständigem Rühren mit dem Schwingbesen bis kurz vors Kochen bringen, von der Platte ziehen, kurz weiterrühren, Creme leicht abkühlen. Eiweiß steif schlagen. Restlichen Sirup zugeben, weiterschlagen, bis die Masse leicht glänzt. Eischnee unter die Creme mischen.
Aus den Rouladen 6 Mini-Rouladen schneiden. Wenig Holunderblütenschaum auf 4 Desserttellern verteilen, je 1 Mini-Roulade darauf legen. Restliche Rouladen in Scheiben schneiden, dazulegen, garnieren. Restlichen Schaum dazu servieren.

Gebäck

Gebackene Hollerkrapfen

4 Eier
1/4 l Weißwein oder Most
200 g Mehl
1 EL Öl
1 Prise Salz
2–3 EL Kristallzucker
8–10 schöne große Holunderblüten
Öl zum Backen
Zimtpulver und Staubzucker zum Bestreuen

Eier trennen. Wein oder Most mit Mehl, Eigelben, Öl und Salz gut verrühren. Eiweiße mit Kristallzucker zu steifem Schnee schlagen und unter den Teig ziehen. Die vorbereiteten Holunderblüten am Stiel halten und in den vorbereiteten Backteig tauchen. In einer Pfanne Öl erhitzen und die in Backteig getauchten Blüten darin goldgelb backen. Die gebackenen Hollerkrapfen abtropfen lassen und, wenn gewünscht, vor dem Servieren mit einem Zimt-Zucker-Gemisch bestreuen.

Pan de mei (Polentamehl-Biskuits) mit Holunderblüten

2 Eier
100 g Zucker
100 g Butter
150 g Maismehl
100 g Mehl
2 Handvoll Holunderblüten, getrocknet
1 Prise Salz
1 TL Backpulver

Eier trennen. Die Eigelbe mit dem Zucker schlagen, Butter hinzufügen, dann die beiden Mehlsorten, die Hälfte der Holunderblüten, Salz und Backpulver. Eine Teigkugel formen und sie 1 Stunde ruhen lassen.
Kleine Kugeln formen und sie auf ein gebuttertes Blech geben, oben kreuzförmig einschneiden. Mit restlichen Holunderblüten bestreuen. Im heißen Ofen 15–20 Minuten backen.

Gelees/Konfitüren/Marmeladen

Herbstmarmelade mit Holunder

1 kg Birnen
1 kg Zwetschgen
3/4 l Holundersaft
3 Stangen Zimt
1,5 kg Gelierzucker 2:1
50 g Zartbitterschokolade

Birnen klein schneiden, Zwetschgen entsteinen und klein schneiden, mit dem Holundersaft, den zerbröselten Zimtstangen und dem Gelierzucker ansetzen und kurz durchziehen lassen. Alles zum Kochen bringen, 4 Minuten sprudelnd kochen lassen und durch ein Sieb streichen. Die Schokolade raspeln und in der heißen Marmelade schmelzen. Die Marmelade erneut zum Kochen bringen und sofort abfüllen.

Holunder-Apfel-Gelee mit Zimt

1/2 l Holundersaft, ungesüßt
3 Äpfel
Gelierzucker
1/2 TL Zimt

Den Saft mit den geschälten und ca. 3–4 mm dick geschnittenen Apfelstückchen mischen und nach Packungsangabe mit Gelierzucker zubereiten. Mit dem Zimt abschmecken.
Das Gelee in 80-ml-Einweckgläser einfüllen, ins Wasserbad stellen und das Ganze noch einmal 10 Minuten bei 100 °C einkochen.

Holunder-Apfel-Pflaumen-Marmelade

500 g Pflaumen
4 Äpfel
1 Vanilleschote
1/2 l Holundersaft, ungesüßt
Saft von 2 Zitronen
1 TL Zimt
1 kg Gelierzucker 2:1

Die Pflaumen entkernen und in Hälften teilen. Die Äpfel schälen und Kerngehäuse entfernen, ebenfalls in kleine Stücke schneiden. Pflaumen und Äpfel mit 100 ml Wasser und der Vanilleschote (der Länge nach aufgeschnitten) zum Kochen bringen und ca. 15–20 Minuten weich kochen. Die Vanilleschote entnehmen und die Früchte mit dem Pürierstab pürieren. Das Mus mit dem Holundersaft und dem Zitronensaft mischen. Den Zimt hinzugeben. Die Masse mit dem Gelierzucker nach den Angaben auf der Gelierzuckerpackung weiterverarbeiten. In heiß ausgespülte Einmachgläser geben, verschließen und auf den Kopf stellen. Mindestens 30 Minuten so stehen lassen.

Holunder-Birnen-Konfitüre

500 g Holunderbeeren, gewaschen, entstielt
700 g Birnen
Saft von 1 Zitrone
1/2 TL Aniskörner
1 P. Gelierzucker 2:1
500 g Zucker

Holunderbeeren abwiegen, Birnen schälen, Kerngehäuse entfernen und Früchte würfeln, mit den Beeren mischen. Zitronensaft mit dem Anis zu den Früchten geben. Gelierzucker mit 2 EL Zucker mischen, unter die Früchte mischen, unter Rühren zum Kochen bringen. Den restlichen Zucker zufügen, weiterrühren und 1 Minute sprudelnd kochen lassen.

Tipp: Diese Konfitüre ist magenfreundlich. Birnen sind eine besonders milde säurearme Obstsorte, Anis ist eine magenberuhigende Substanz. Die Konfitüre enthält halb so viel Zucker wie gewöhnlich, ist also auch gesünder.

Holunder-Birnen-Marmelade

1 kg Holunderbeeren, entstielt
1 kg Birnen
750 g Zucker
500 g Gelierzucker

Die Holunderbeeren mit etwas Wasser kochen. Nicht zu viel Wasser, sie sollen nur nicht trocken im Topf liegen. Wenn sie weich sind, durch den feinen Einsatz der Flotten Lotte drehen oder durch ein Sieb pressen und den Saft in einen Topf geben und die geschälten und in Stücke geschnit-

tenen Birnen dazugeben. Sind die Birnen etwas weich gekocht, mit dem Pürierstab pürieren oder durch die Flotte Lotte drehen.
Den Zucker einrühren und aufkochen lassen, den Gelierzucker nach Vorschrift einrühren und, sobald die Gelierprobe gelingt, die Marmelade in Twist-off-Gläser füllen, sofort verschließen und für 5 Minuten auf den Kopf stellen.

Holunderblütengelee

5 EL Holunderblüten
6 EL Weingeist (96%ig aus der Apotheke)
1 Flasche Riesling
250 g Gelierzucker
800 g Zucker – Gelierzucker
Saft von 1 Zitrone

Holunderblüten in Weingeist 4–5 Stunden (besser über Nacht) ziehen lassen, durch ein feines Teesieb geben, die eingeweichten Blüten dabei mit einem Löffel etwas ausdrücken. Den Extrakt mit der Flasche Riesling in einen großen Kochtopf (etwa 24 cm Ø) geben. Den Gelierzucker unterrühren, die Flüssigkeit unter ständigem Rühren zum Kochen bringen, dabei darauf achten, dass etwa noch vorhandene Klümpchen durch Zerdrücken vollständig gelöst werden.
Sobald alles bei starker Hitze unter ständigem Rühren durch und durch sprudelnd kocht, den Zucker (auf keinen Fall weniger nehmen) einrühren, das Ganze wieder zum Kochen bringen. Wenn die Flüssigkeit bei starker Hitze durch und durch kocht, sie genau 1/2 Minute unter ständigem Rühren sprudelnd kochen lassen.

Dann den Topf von der Kochstelle nehmen. Den Zitronensaft unterrühren und in Gläser abfüllen.
Durch das Kochen ist im Gelee kein Alkohol mehr enthalten.

Holunder-Brotaufstrich

300 g Birnen
300 g Äpfel
400 g Holunderbeeren
(alle Früchte geputzt und gewogen)

2 EL Zitronensaft
10 g Geliermittel mit Pektin
400 g Honig
1/2 TL Zimt, gemahlen
1/2 TL Ingwer, gemahlen

Birnen und Äpfel in schmale Stifte schneiden. Mit Holunderbeeren, Zitronensaft, Geliermittel und Honig gut vermischen. Mischung aufkochen lassen und etwa 2–3 Minuten sprudelnd kochen. Zimt und Ingwer unterrühren. Die Masse noch heiß randvoll in saubere Schraubdeckelgläser füllen, sofort verschließen und zum Abkühlen auf den Kopf stellen. Kühl und dunkel aufbewahren.

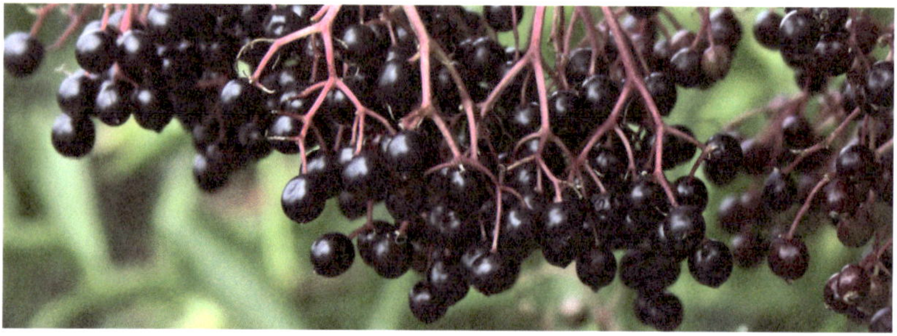

Holundergelee

1 P. Gelierpulver
500 g Zucker
1 l Holundersaft
Saft und Schale von 2 unbehandelten Zitronen
1 Msp. Zimt
1 Msp. Nelken

Das Gelierpulver mit 2 EL Zucker mischen, in den Holundersaft einrühren. Saft und Schale der Zitrone und die Gewürze hinzufügen. Das Ganze zum Kochen bringen. Sobald das Gelee kocht, den restlichen Zucker einrühren. Das Gelee nochmals unter ständigem Umrühren 1 Minute lang sprudelnd aufkochen.
Das Gelee heiß in Gläser abfüllen und gut verschließen.

Holunder-Granatapfel-Gelee – das besondere Rezept

1 kg Holunderbeeren
70 ml Granatapfelsirup
1 kg Gelierzucker

Die Holunderbeeren in einen großen Topf geben, etwa 1 cm Wasser angießen und die Beeren aufkochen. Bei schwacher Hitze 5–10 Minuten weiterkochen, dabei umrühren und die Beeren mit einem Kartoffelstampfer oder Ähnlichem zerdrücken.
Anschließend durch ein feines Sieb den Holundersaft ausdrücken. Dem fertigen Holundersaft 1 Schuss etwa 10%igen Granatapfelsirup zufügen und nach Angaben auf der Gelierzuckerpackung ein Gelee kochen.

Holunder-Zwetschgen-Marmelade

1 kg Holunderbeeren, gewaschen, entstielt
300 g Zwetschgen, entsteint
1/2 TL Zimt
1 Vanilleschote
250 g Gelierzucker 2 : 1
3 EL Rum

Die Holunderbeeren mit etwas Wasser 10 Minuten kochen. Dann alles durch ein feines Sieb drücken, damit nur noch der Holundersaft übrig bleibt. Den Saft und die entsteinten Zwetschgen in einen Mixer geben oder mit dem Pürierstab kurz pürieren, sodass von den Zwetschgen noch Stückchen zu sehen sind. In einen großen Topf (schäumt beim Kochen hoch) geben. Den Zimt und das ausgekratzte Mark aus der Vanilleschote hinzufügen. Gelierzucker nach Vorschrift hinzufügen und 4 Minuten kochen lassen. Zum Schluss noch den Rum unterrühren. In saubere Marmeladengläser füllen, zuschrauben und umgedreht eine halbe Stunde stehen lassen.

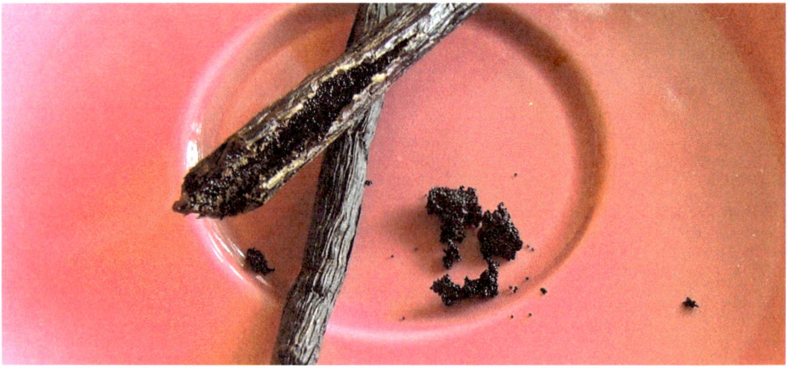

▲ *Vanillemark, frisch aus der Schote gekratzt, verleiht der Marmelade ein besonders köstliches Aroma.*

Getränke

Wasser und Tee

Holunderblütenwasser

4 frische Holunderblütendolden
2 Msp. Weinsteinsäure
Honig zum Süßen

Von den Dolden die Blüten abzupfen und in ein Gefäß gegeben. Die Weinsteinsäure in 1 l Wasser auflösen. Das Wasser abkochen, dann erkalten lassen. Über die Blüten schütten. Abgedeckt das Ganze einen Tag ziehen lassen, mit Honig süßen.

Holunderblütentee

2 TL Blüten

Die Blüten mit 1 Tasse kochendem Wasser überbrühen. Den Tee 5 Minuten ziehen lassen, heiß trinken.

Milch- und Joghurtdrinks

Buttermilch-Holunderdrink

150 g reine Buttermilch
1 TL Honig
50 ml Holunderbeersaft, ungezuckert

Buttermilch mit Honig gut verquirlen, dann den Holunderbeerensaft untermischen.

Holunderblütenmilch

2 frische Blütendolden
2 Tassen Milch
Honig
Ingwer, Safran, Zimt, Vanille nach Geschmack

Die Dolden mit der kalten Milch zum Kochen bringen, ziehen lassen, abseihen. Mit Honig süßen. Nach Belieben die Gewürze hinzufügen.

Tipp: Holunderblütenmilch ist ein bei Kindern beliebtes Getränk. Sie schmeckt lecker und schützt vor Erkältungen.

Holunder-Joghurt-Drink

4 Birnen, gekocht
200 g Natur-Joghurt
300 ml Milch, fettarm
400 ml Apfelsaft
4 EL Holunderbeeren
Honig

Alle Zutaten im Mixer oder mit dem Pürierstab vermischen und je nach Geschmack mit Honig süßen.

Saft/Limonade/Sirup

Erdbeer-Holunder-Soda

Für 10 Portionen

1,25 kg Erdbeeren
100 g Zucker
150 ml Holundersirup
1 l Mineralwasser
2 gr. Erdbeeren, in Scheiben geschnitten, zum Garnieren

Erdbeeren putzen, kurz waschen und trockentupfen. Erdbeeren in Stücke schneiden, mit Zucker und Holundersirup vermischen und mit einem Stabmixer pürieren. Früchtepüree durch ein Sieb streichen und kalt stellen. Mineralwasser mit dem Früchtepüree verrühren, in Gläser gießen und mit Erdbeerscheiben garnieren.

Holunderblütenlimonade

15–20 Holunderblütendolden
5 Zitronen, ungespritzt, in Scheiben geschnitten
250 g Zucker
50 g Zitronensäure
ca. 4 l frisches Wasser

Die Dolden ausschütteln, um eventuell vorhandene Insekten zu entfernen, ggf. mit kaltem Wasser abspülen. Die Blüten abschneiden oder mit der Gabel abstreifen. Die Blüten mit den in Scheiben geschnittenen Zitronen schichtweise in ein 5-l-Einmachglas oder ein ähnliches Gefäß geben.
Zucker und Zitronensäure in etwas Wasser auflösen. Gefäß mit knapp 4 l frischem Wasser auffüllen, bis alles gut bedeckt ist.

Abgedeckt 5–6 Tage in die Sonne stellen, Limonade filtern (über Leinentuch und Papierfilter). In Flaschen abfüllen. Die Limonade hält sich kühl gelagert 2 Monate.
Wenn sich Bläschen bilden, die Limonade in Flaschen mit Patentverschlüssen oder Sektflaschen abfüllen. Bei Verwendung von Sektflaschen den Korken verdrahten.

Tipp: Flaschen mit Holunderlimonade sollten beim Öffnen sehr kühl sein, damit der Inhalt durch den hohen Kohlensäuregehalt nicht verspritzt.

Holunderblütensaft

10 Holunderblütendolden
1 kg Zucker
2 unbehandelte Zitronen in Scheiben
1 P. Zitronensäure oder Weinsteinsäure

Die Holunderblüten werden gewaschen und mit dem Zucker, den Zitronen und der Weinsteinsäure in einem großen Steinguttopf mit 10 l kochendem Wasser übergossen. Das Ganze muss 24 Stunden ziehen (am besten mit einem großen Teller abdecken und den Topf in den Keller stellen). Im Sommer ist dieser Saft, auch als Schorle mit Mineralwasser, eine willkommene Erfrischung. Er hält sich ein paar Tage im Kühlschrank.

Holunderblütensirup

12–15 Holunderblütendolden
50 g Zitronensäure
1 1/2–2 kg Zucker
Saft von 3 unbehandelten Zitronen

Blüten mit der Zitronensäure in 1 l Wasser 24 Stunden ziehen lassen. Dann den Zucker einrühren und den Zitronensaft hinzufügen. In Flaschen füllen.

Holunderblütensirup à la Gilian

12 Holunderblütendolden
3 unbehandelte Zitronen, in Scheiben geschnitten
2 kg Zucker
60 g Zitronensäure

Holunderblüten ausschütteln, nicht waschen! Zitronen zu den Holunderblüten in eine große Schale (mind. 5 l Fassungsvermögen) geben. 3 l Wasser mit dem Zucker aufkochen, Zitronensäure zufügen.
Die kochende Zuckerlösung zu den Holunderblüten in die Schale geben und 3–5 Tage abgedeckt an einem kühlen Ort ziehen lassen. Abseihen, noch mal aufkochen und heiß in dunkle Flaschen füllen.

Holunderlimonade

Sehr erfrischend bei heißem Wetter

Saft von 2 Zitronen
1 gehäufter EL Zucker
1 Handvoll Holunderblüten
1 Flasche Mineralwasser

Den Zitronensaft mit 1/2 Tasse Wasser und dem Zucker verrühren. Holunderblüten kopfüber dazugeben und über Nacht ziehen lassen. Am nächsten Tag alles durch ein Sieb gießen und mit 1 Flasche Mineralwasser auffüllen.
Die Holunderlimonade hält sich ein paar Tage im Kühlschrank.

Holunderlimo mit Cola

50 ml Holundersirup
50 ml Orangensaft
25 ml Cola, nur leicht sprudelnd
Mineralwasser, nur leicht sprudelnd

In einem großen Glas (400 ml) den Holundersirup mit dem Orangensaft vermischen. Cola kurz schütteln, über dem Waschbecken öffnen und kurz stehen lassen, sodass Kohlensäure entweichen kann. Cola in das Holunder-Orangen-Gemisch schütten. Jetzt das Glas mit dem leicht sprudelnden Mineralwasser auffüllen. Noch einmal kurz umrühren.
Diese Limo kann auch in größeren Mengen hergestellt und mit anderen Getränken kombiniert werden.

Alkoholisches

Grapefruit-Holunder-Punsch

1/2 l Rotwein
1/2 l Holundersaft
2 Stangen Zimt
Saft von 4 Grapefruits
Saft von 2 Limonen
1 Zuckerhut
1/2 l Rum (54%)

Rotwein und Holundersaft mit den Zimtstangen bis kurz vorm Kochen erhitzen. Den Grapefruitsaft und den Limonensaft dazugießen. Das Getränk auf einem Stövchen heiß halten.
Eine Feuerzange quer über den Topf legen. Darauf den Zuckerhut geben, der langsam mit Rum übergossen wird. Man braucht etwa 1 Wasserglas Rum, bis sich der Zuckerhut richtig voll gesogen hat. Jetzt den Zuckerhut anzünden und brennen lassen, wobei der Zucker allmählich schmilzt und in den heißen Punsch tropft.
Wenn die Flamme erlischt, gießt man etwas Rum nach, aber niemals direkt aus der Flasche, sondern mit einer Schöpfkelle. Sobald der Zucker geschmolzen ist, die Zange entfernen und den Punsch heiß servieren.

Holunderblütenlikör

35 Holunderblütendolden, voll erblüht
50 g Zitronensäure
1 kg Zucker
3 Flaschen Schnaps (Korn)

Die Holunderblüten am besten nach einer Schönwetterperiode mittags pflücken. Dann ist das Aroma am stärksten. Kurz ausschütteln, um eventuell anhaftende Käfer zu entfernen, nicht waschen.
Holunderblüten, 3 l Wasser und Zitronensäure 24 Stunden ansetzen, anschließend durchseihen. Mit dem Zucker und dem Korn vermischen. Ab und zu umrühren. Wenn der Zucker gelöst ist, in Flaschen abfüllen. Der Likör ist sofort trinkfertig und braucht keine Reifezeit. Er ist ca. 1 Jahr haltbar.

Holunderblütensekt

12 Holunderblütendolden, voll aufgeblüht, an einem warmen Tag gepflückt
1 EL Essig
100 g Zucker
1 Flasche Mineralwasser
Eiswürfel
1 Spritzer Zitronensaft

Die Blüten nicht waschen, nur abschütteln und von Tieren befreien. Die Blüten in ein hohes Gefäß geben, z.B. einen Rumtopf. 4 l Leitungswasser mit dem Essig mischen und den Zucker darin auflösen. Die Blüten mit dem Wassergemisch bedecken und einen kleinen Teller auflegen, damit alles mit Wasser bedeckt ist. Den Topf ca. 12 Stunden (über Nacht) bei Zimmertemperatur stehen lassen.
Dann durch ein Sieb abgießen, den Saft auffangen und kühl stellen. Der Sekt entsteht durch eine geringe Gärung durch die Wildhefe an den Holunderblüten. Zum Trinken mit Mineralwasser aufgießen oder – wer es nicht so verdünnt mag – nur mit Eiswürfeln und einem Spritzer Zitronensaft servieren.

Schmeckt sehr gut und erfrischend an heißen Tagen. Der Alkoholgehalt ist sehr gering. Der Sekt ist nur 24 Stunden haltbar, aber bei mir ist er schon vorher meistens ausgetrunken ...

Holunder-Bowle

Für 8 Portionen

10 Holunderblütendolden
300 g Zucker
1 unbehandelte Zitrone, in Scheiben geschnitten
Saft von 2 Zitronen
1 Bund Pfefferminze
1 Flasche trockener Weißwein
1 Flasche Champagner brut

Die Holunderblüten nicht waschen, nur gut abschütteln, in eine große Schüssel geben, mit 1 l kaltem Wasser auffüllen. Zucker, Zitronenscheiben, Saft der Zitronen und Pfefferminze dazugeben. 24 Stunden im Kühlschrank ziehen lassen, von Zeit zu Zeit umrühren.

Abseihen, mit dem kalt gestellten Weißwein und Champagner auffüllen, mit frischen Zitronenscheiben, ein paar frischen Blütendolden und ein paar Pfefferminzblättern garnieren.

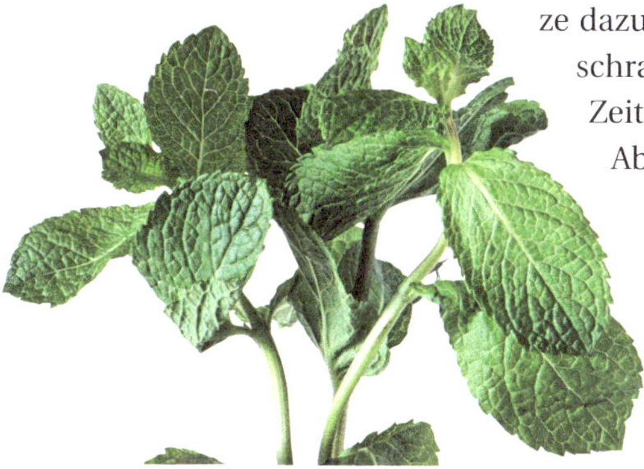

▲ *Zu dieser Holunder-Bowle passt reichlich Pfefferminze.*

Holundersekt

10 Holunderblütendolden
$^{1}/_{4}$ l Weinessig
1 kg Zucker
2 unbehandelte Zitronen, in Scheiben

Holunderblütendolden waschen und in einen Steinguttopf legen. 5 l Wasser, Essig, Zucker und in Scheiben geschnittene Zitronen darüber geben. Steinguttopf mit einem Tuch bedecken und an einem warmen, sonnigen Ort 2–4 Tage stehen lassen. Flüssigkeit durch ein Tuch gießen und in Flaschen füllen. Flaschen gut verkorken und mit einem Draht sichern. Die Flaschen an einem kühlen Ort aufbewahren.
Nach etwa 8 Tagen ist der Sekt fertig.

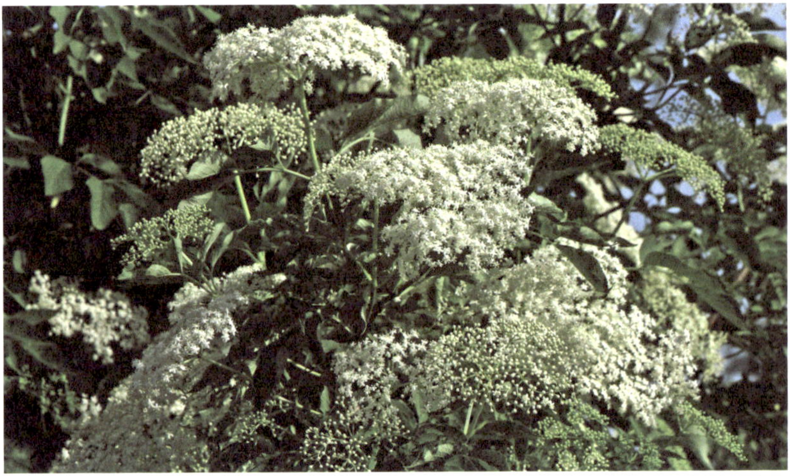

Die Autorin

Ellen Heidböhmer, Jahrgang 1963, beschäftigt sich seit vielen Jahren mit alternativen Heilmethoden und mit Traditioneller Chinesischer Medizin. Sie hat Artikel u.a. zu Gesundheitsthemen, Kurzgeschichten, Geschenkbücher und einen Roman veröffentlicht, arbeitet als Lektorin und Übersetzerin. Bei Herbig erschien 2001 »Rat und Hilfe für Mütter von Neurodermitiskindern« und 2006 in der Herbig-Hausapotheke »Gesund mit Ingwer«.